PIEPER · TOD UND UNSTERBLICHKEIT

JOSEF PIEPER

Tod und Unsterblichkeit

KÖSEL-VERLAG MÜNCHEN

ISBN 3-466-40138-0

Printed in Germany
Gesamtherstellung: Kösel, Kempten

INHALT

I

II

III

Es ist absurd, daß wir geboren werden; es ist absurd, daß wir sterben.

Ich bedaure nur eines: geboren zu sein. Sterben ist eine so lange, mühselige Sache, fand ich immer.

Jeder Tag ist ein guter Tag, geboren zu werden. Jeder Tag ist ein guter Tag, zu sterben.

I

Es gibt schlechterdings nichts zwischen Himmel und Erde, woran sich das Philosophieren, die Bedenkung also des Ganzen von Welt und Dasein, nicht entzünden könnte – und wäre es ein winziges Körnchen Materie oder die flüchtige Bewegung einer menschlichen Hand. Wir brauchen nicht auf die Suche zu gehen nach dem Gegenstand der Philosophie, der sich dann etwa durch eine besondere »Erhabenheit« oder gar Abstraktheit auszuzeichnen hätte. Dieser Gegenstand ist schon immer da; er liegt unverwandt vor jedermanns Blick.
Dennoch gibt es Themen, die in einem hervorgehobenen Sinn »philosophisch« genannt werden müssen – weil es zu ihrer Natur gehört, die Bedenkung des Daseinsganzen zu erzwingen. Unter diesen spezifisch philosophischen Themen ist wiederum von völlig unvergleichlichem Rang das Thema »Tod«.

Was eigentlich »geschieht«, aufs Ganze gesehen und im Grunde, wenn ein Mensch stirbt? – Wer so fragt, dem ist es natürlicherweise gar nicht allein um ein punktuelles, datierbares Ereignis zu tun. Der durch die Erfahrung des Todes Betroffene kann es gar nicht unterlassen, den Blick auf das Wirklichkeits*ganze* zu richten; er denkt an »Gott und die Welt«, vor allem daran, was es mit uns selber, mit dem Menschen, letzten Grundes auf sich habe. Nicht freilich ist es eine *Definition* des Menschen, die dann akut und dringlich wird, nicht eine Beschreibung der menschlichen Natur. Solcherlei Fragen erscheinen, wenn die Nähe des Todes uns anrührt, eher als unernst, als allzu harmlos. Dringlich wird vielmehr das Rätsel der menschlichen Existenz, die »Frage nach dem Ergehen«. Vor ihr »kann man ratlos werden, auch wenn man den Menschen säuberlich definieren und von Tier und Engel unterscheiden kann«[1].

Das ist zu allen Zeiten auf vielerlei Weise ausgesprochen worden. In den »Bekenntnissen« ruft Augustinus sich das unerwartete Sterben eines Freundes in die Erinnerung, das ihn, den Neunzehnjährigen, in der Mitte des eigenen Daseins betroffen und verstört habe; und er schließt seinen Bericht mit dem Satze: *Factus eram ipse mihi magna quaestio,* »ich selber war mir zur großen Frage geworden«[2]. Man hat gesagt, hier sei sie mit Händen zu greifen, »die Geburt der existentiellen Philosophie« aus der Erfahrung des menschlichen Todesschicksals[3].

So ist also der Tod nicht allein seit eh und je ein einzigartiger Gegenstand der philosophischen Meditation. Sondern der Akt des Philosophierens selber scheint erst von diesem Thema her seinen vollen Ernst, wenn nicht überhaupt seinen ersten Anstoß zu empfangen – so daß der Tod geradezu als »der eigentliche inspirierende Genius der Philosophie« hat bezeichnet werden können, ohne welchen der Mensch »schwerlich« jemals philosophiert haben würde[4]. Von diesem Gedanken ist es nicht weit zu dem noch viel radikaleren Satz, der sich in Ciceros »Tusculanischen Gesprächen« findet und der besagt, Philosophieren sei überhaupt nichts anderes als: Bedenkung des Todes, *commentatio mortis*[5]. Einmal zur Formulierung gebracht, hat sich diese Vorstellung aber dann wie ein Angelhaken festgesetzt im abendländischen Denken – nicht über den Tod, sondern über das Wesen der Philosophie, genauer gesagt, über den Sinn des Philosophierens. Und als im zwölften Jahrhundert, in Toledo, der gelehrte Spanier Gonzales, einer der großen Vermittler und Übersetzer der europäischen Geistesgeschichte, die überkommenen Definitionen der Philosophie zusammenträgt[6], hat er auch die folgende zu nennen: *cura et studium et sollicitudo mortis,* was besagt, daß Philosophieren also nicht bloß meditierende Bedenkung des Todes, sondern geradewegs Sterben-lernen sei. Übrigens hatte hierzu bereits sechshundert Jahre zuvor Cassiodor, der Freund des Boethius, die Anmerkung gemacht: diese Kennzeichnung der Philosophie sei dem Christen am ehesten gemäß[7] – obwohl sie ursprünglich, wie wir wissen, auf dem Boden des Platonismus und der Stoa gewachsen ist. Es ist Seneca, der an den alten Philosophen rühmt, daß sie lehren, wie man stirbt[8]; und es ist das »Handbüchlein« des Epiktet, worin es heißt: »Andere mögen Rechtsfälle studieren, andere mögen Rezitationen und Syllogismen einüben: du lerne zu sterben.«[9]

An diesem Punkte nun halte ich ein. Sosehr ich nämlich davon überzeugt bin, daß solche Rede vom Sterben-lernen eine zutreffende und tiefsinnige Kennzeichnung ist [nicht nur der Philosophie übrigens – auch vom Sterben ist damit ja einschlußweise etwas gesagt, zum Beispiel, daß es möglicherweise auch ein *nicht*-»gelerntes«, ein unrechtes Sterben geben könne und daß also mit »Sterben« nicht bloß das rein physiologische Zu-Ende-sein des Lebens gemeint sei, sondern ein vom Menschen zu leistender Akt]; sosehr ich ferner weiß, daß jene Formulierung natürlich niemals so zu verstehen gewesen ist, als solle ausschließlich das »letzte Stündlein« des Abschieds und des Abscheidens ins Auge gefaßt werden [vielmehr hat Michel de Montaigne[10] ganz und gar recht: wer die Menschen lehren könnte, zu sterben, der würde sie lehren, zu leben]; sosehr das alles stimmt – dennoch soll im folgenden nicht in dieser Instrumentierung vom Tode gesprochen werden, nicht im Stil der *adhortatio* und der bewegenden Vergegenwärtigung. Sondern es wird der Versuch gemacht werden, in der Weise der Sachaufhellung, des Verdeutlichens und Klärens zunächst einmal die Frage zu erörtern, was eigentlich, aufs Ganze gesehen, sich im Sterben eines Menschen wahrhaft zutrage. Allerdings habe ich im Sinn, diese Erörterung nicht allein mit möglichster Sachlichkeit und Nüchternheit zu führen, sondern auch mit einem nur eben erreichbaren Maß an Unbefangenheit. Mit »Unbefangenheit« meine ich jetzt vor allem den resoluten Willen, alles in Betracht zu ziehen, jedenfalls nichts von dem beiseite zu schieben, was uns überhaupt an Auskunft über das Todesgeschehen zugänglich ist – werde diese Auskunft nun bereitgehalten in der wissenschaftlichen Physiologie und Pathologie oder in der Erfahrung des Arztes, des Priesters, des Gefängnispfarrers oder auch in der legitimen »heiligen Überlieferung«.

Diese Einbeziehung der geglaubten Wahrheit und der Versuch, sie in eine sinnvolle Zuordnung zu bringen zu dem, was wir kritisch wissen – dieses Unternehmen ist seiner Natur nach allerdings ebenso unerläßlich wie problematisch. Immer auch führt es, das ist gar nicht anders zu erwarten, zu einer enormen Komplizierung des Denkens; immer ist das Philosophieren des Glaubenden denkerisch schwieriger als ein Philosophieren, das sich nicht an die Norm einer übermenschlichen Wahrheit bindet. Diesmal aber, in der Bedenkung des Themas »Tod«, muß man sich auf eine solche Gespanntheit der gedanklichen Fügung gefaßt machen, daß man wohl bis nahe an die Grenze der Kontradiktion geraten mag.

Wieder einmal und erst recht befinden wir uns, indem vom Tode die Rede ist, unmittelbar an der Nabe des Rades. Nicht allein kommt hier also an den Tag, was an Konsequenzen in unseren sonstigen Meinungen über den Menschen und über das Dasein, in den wahren wie den falschen, steckt. Sondern auch die wahren Auskünfte, die ein sehr unterschiedliches Gesicht haben können, rücken notwendig so nahe zusammen, daß sie einander im Weg zu sein scheinen; und schon die leiseste Akzentverschiebung kann in der Tat die Wahrheit des Ganzen verderben.

Die Schwierigkeit beginnt übrigens schon bei der Verständigung darüber, welchen Sinn es haben könnte, die beiden Begriffe »Tod« und »Unsterblichkeit« überhaupt miteinander zu verknüpfen. Der arglose Hörer oder Leser wird im durchschnittlichen Fall die Wortverbindung so verstehen, daß »Tod« die Frage bedeute und »Unsterblichkeit« die Antwort, wobei er überdies natürlich vor allem und ausschließlich an die »unsterbliche *Seele*« denken wird. Beides aber ist höchst fragwürdig, wenn nicht geradewegs falsch. Davon wird noch des näheren zu sprechen sein. Immerhin ist es gut, von Anfang an in der Erinnerung zu behalten, daß Platon, erstaunlicherweise gerade er, die Unsterblichkeit eine »furchtbare Gefahr« [11] genannt hat. Und Augustinus legt sich in seinen *Soliloquia* die Frage vor: »Wenn du erfahren hast, daß du unsterblich bist – wird dir das genug sein?« – worauf er sich selber die merkwürdige Antwort gibt: »Es wird etwas Großes sein; aber für mich ist es zu wenig!« [12]

Auch darüber wird man sich klar sein müssen, daß der Mensch, wenn er, zur kritischen Bewußtheit gelangt, den Gedanken an den Tod zu denken beginnt, keineswegs völlig »von frischem«, in neutraler Indifferenz, die Seele ein »unbeschriebenes Blatt«, den Fuß auf eine noch nie betretene Insel setzt. Er ist immer schon geprägt durch die atmosphärische Einwirkung dessen, was in der eigenen Epoche an Gedanken über den Tod lebendig ist; immer schon tritt er mit bestimmten Erwartungen und Befürchtungen, mit einer vielfach festgelegten Aufmerksamkeit an seinen großen Gegenstand heran. Für den Menschen der Spätantike, der Jahrhunderte also des durch die Verwesung der großen politischen Ordnungsgebilde auf sich selbst zurückgeworfenen, alleingelassenen, sich ausgesetzt fühlenden Individuums, das nun Zuflucht sucht in den Mysterienkulten, in den philosophischen Sekten, in der starren Selbstgenugsamkeit der Stoa – für diesen Menschen mußte schon der Frage-Ansatz völlig anders sein als für den Menschen des ausgehenden Mittelalters mit seinen Totentänzen und den epidemischen Ausbrüchen panischer Todesangst. Und selbstverständlich ist auch unser Denken, vor aller kritischen Reflexion, vielfältig geprägt durch die ausstrahlende Anwesenheit der öffentlich wirksamen Auslegungen von Tod und Sterben, durch die materialistische Bagatellisierung nicht minder als durch den nihilistischen Trotz oder auch durch den lautstarken Optimismus der schlichten Ignorierung, als handle es sich beim menschlichen Sterben um so etwas wie einen leider »immer noch« gelegentlich passierenden »peinlichen Zwischenfall«, von dem man am besten gar nicht spricht, jedenfalls nicht in der Öffentlichkeit[13]. So sind wir also immer schon, ob wir es wissen oder nicht, in irgendeiner Richtung »engagiert«, wenn wir uns der Frage stellen: Was geschieht im Grunde, wenn ein Mensch stirbt?

Es ist aber nicht so, als seien nur diese unreflektiert vorgegebenen Prägungen wirksam; es gibt auch im philosophischen Denken selber etwas, das die jeweilige Gegenwart und den Zeitgenossen tief charakterisiert und von wo niemand einfachhin in eine vermeintlich »zeitlose« Erkenntnisposition auswandern kann. – Hans Urs von Balthasar[14] hat unterschieden zwischen drei großen Perioden im philosophischen Denken über den Tod; er nennt sie die mythisch-magische, die theoretische, die existentiale; »wir stehen in der dritten und können in die beiden ersten nicht zurück«. Das »Prinzip« dieser Stufenfolge ist, scheint mir, ebenso einleuchtend wie beunruhigend: in jeder nachfolgenden Epoche dränge sich das Rätselhafte des Todes unerbittlicher dem Denken auf. – Zugleich ist zu erwarten, daß auch *die* Auskünfte über den Tod, die uns die Glaubensüberlieferung der Christenheit bereithält, befragt oder auch in Frage gezogen von den jeweils modernen Voraussetzungen her, plötzlich unvermutbar neue Akzentuierungen gewinnen können. Und auch dies ist ein unvermeidlich konfliktreicher Vorgang. Aber die heilige Überlieferung bleibt notwendig stumm, wenn sie nicht mit der gegenwärtigen Epoche auf solche Weise konfrontiert wird, daß die überzeitlich identische Botschaft nicht nur ständig wiederholt, sondern neu gesagt und so zu einem wirklichen Beitrag wird zum heute geführten, niemals beendlichen Gespräch.

Was also trägt sich zu im menschlichen Sterben? – Übrigens spricht man von »Sterben« ausschließlich im Fall des Menschen: auch dies ist also bereits, so scheint es, im voraus entschieden und festgelegt. Allein der Mensch stirbt – während das Tier »verendet« oder »eingeht« und der reine Geist unzerstörbar lebt. Dies ist, wieder einmal, ein Punkt, an dem sich zeigt, wie wenig Auskunft durchweg der Rückgriff auf die Etymologie zutage zu fördern vermag. Etymologisch betrachtet, hat das Wort »Sterben« mit dem Starrwerden zu tun. Aber dies Unbeweglich-werden des leblosen Körpers, dies dem Tier wie dem Menschen Gemeinsame, das sogar noch eher am Kadaver des verendeten Tieres abgelesen werden kann – dies ist gerade *nicht* das Charakteristische an dem, was die Menschen meinen, wenn sie vom »Sterben« sprechen. – Was aber ist das Charakteristische?
Indem wir also nun, nach all diesen Vorausbemerkungen, den ersten Schritt zu tun versuchen auf eine

Beantwortung dieser Frage hin, stocken wir unvermeidlich aufs neue. Der erste Schritt müßte doch wohl sein, möglichst genau und möglichst vollständig den der unmittelbaren Erfahrung sich darbietenden Befund zu beschreiben. Wer aber besitzt eine unmittelbare Erfahrung von dem, was im Sterben geschieht? Woran also könnte man sich halten? – Man sagt zwar, der Arzt habe einen besonders »vertrauten Umgang mit dem Tode« [15] – womit gemeint ist, daß er von Berufs wegen viele Male der Augenzeuge menschlichen Sterbens sei, oder daß er, als Mediziner, auf Grund der Beobachtung und der exakten Messung von Atmung, Herztätigkeit, Blutbild [und so fort] eine wissenschaftlich nachprüfbare Kenntnis besitze von dem, was, physiologisch betrachtet, geschieht, wenn ein Mensch stirbt. Solche Kenntnis ist beileibe nicht wenig; und sie ist zu einem vollen Verständnis des Todes, wofern es so etwas jemals geben kann, sicher unentbehrlich. Anderseits, wer nicht als Wissenschaftler, sondern »als Mensch« nach dem Sinn des Todes fragt, ist im Grunde gar nicht interessiert an dem physiologischen Hergang; interessiert daran ist die medizinische Forschung und auch, zugegeben, »der Mensch«, der leben will, sofern sich auf solche Weise Möglichkeiten abzeichnen, den Augenblick des Todes für eine Zeitlang hinauszuschieben. Was aber in diesem, vielleicht glücklicherweise hinausgezögerten, dann jedoch nicht mehr zu verhindernden Sterben in Wahrheit geschehe –

das ist es, woran der nach dem Wesen des Todes Fragende allein interessiert ist; und offenbar ist dies »in Wahrheit Geschehende« *nicht* schon der Stillstand von Herztätigkeit und Atmung.
Von dem »Eigentlichen« des Todes aber kann niemand eine unmittelbare Erfahrung haben – es sei denn, vielleicht, der Sterbende selbst. Und diese Erfahrung, das gehört zu ihrer Natur, ist nicht mitteilbar. – Eben hierauf bezieht sich eine der bleibenden Einsichten der modernen Existenzphilosophie: »Das Sterben ist keine Begebenheit«; »der Tod ist, sofern er ›ist‹, je der meine«; »wir erfahren nicht ... das Sterben der anderen, sondern sind höchstens immer nur dabei«. So Martin Heidegger in »Sein und Zeit«[16]. Und Karl Jaspers, einige Jahre zuvor: »Der Tod ist etwas Unvorstellbares, etwas eigentlich Undenkbares. Was wir bei ihm vorstellen und denken, sind nur Negationen und sind nur Nebenerscheinungen... So erfahren wir im eigentlichen Sinn auch den Tod des Nächsten nicht.«[17] – Aus dieser, wie Hans Urs von Balthasar sagt, existentialen Betrachtungsweise »können wir nicht mehr zurück«.

Das heißt dennoch nicht, daß nicht auch schon an dem bloßen, jedermann erfahrbaren Faktum, daß die Menschen sterben, mancherlei abgelesen werden könnte, das zum Wissen um den Tod unverzichtbar gehört. Die Exaktheit freilich im Quantitativen tut hier nicht viel dazu oder davon. So brauche ich gar nicht zu wissen, daß Jahr für Jahr rund vierzig Millionen Menschen sterben [18]; es genügt ganz und gar die Jedermanns-Erfahrung, daß tatsächlich rundum im eigenen Lebenskreise immer wieder Menschen sterben. Diese Erfahrung reicht hin für die Schlußfolgerung, daß jeder Mensch sterben muß und sterben wird, auch der, welcher gerade diese Schlußfolgerung denkt oder formuliert.

Wenn allerdings irgendwo, dann ist hier zu unterscheiden zwischen bloß abstrakt-begrifflichem und existentiellem Wissen, zwischen *notional knowledge* und *real knowledge* [wie John Henry Newman [19] sagt]. Und man kann sogar mit Fug die Frage stellen, ob wir nicht vielleicht, auch ohne die Erfahrung des Sterbens rundum, die existentielle Gewißheit haben, daß wir sterben müssen. Es spricht in der Tat vieles dafür, daß diese Gewißheit des eigenen Todes völlig unabhängig ist von jeder äußeren Erfahrung. Max Scheler [20] hat diese Meinung mit großer Entschiedenheit ausgesprochen: »Ein Mensch wüßte in irgendeiner Form und Weise, daß ihn der Tod ereilen wird, auch wenn er das einzige Lebewesen auf Erden wäre.«

Solches Wissen aber, daß jeden Menschen der Tod erwartet, mag es nun auf die innere Erfahrung des eigenen Lebensvollzuges gegründet sein oder auf Tatsachenerfahrung im Äußeren – solches Wissen um die schlechterdings niemanden verschonende Ausnahmslosigkeit des menschlichen Todesschicksals ist, scheint mir, beileibe nicht wenig. Augustinus hat hierin etwas den Tod einfachhin Unterscheidendes gesehen; und er hat es offenbar für der Mühe wert gehalten, dieses Wissen seinen Lesern und vor allem seinen Hörern zur »realen«, existentiellen Kenntnis werden zu lassen: *Incerta omnia, sola mors certa*[21], von allen Dingen in der Welt ist einzig der Tod nicht ungewiß. »Was sonst an uns ist, das Gute wie das Böse, ist ungewiß... Wenn das Kind empfangen ist: vielleicht wird es geboren, vielleicht auch gibt es eine Fehlgeburt... Vielleicht wächst das Kind heran, vielleicht auch nicht; vielleicht wird es alt, vielleicht wird es nicht alt; vielleicht wird es reich sein, vielleicht arm; vielleicht geehrt, vielleicht erniedrigt; vielleicht wird es Söhne haben, vielleicht nicht... Und was sonst du immer an guten Dingen nennen magst. Doch zieh auch noch die Übel alle in Betracht; überall gilt: vielleicht wird es sein, vielleicht wird es nicht sein. Kannst du aber auch etwa sagen: Vielleicht stirbt er, vielleicht stirbt er nicht? Sobald ein Mensch geboren ist, sogleich muß es notwendig heißen: er kommt nicht davon.«[22]

Wie gesagt, wer auf die Frage, was eigentlich im menschlichen Sterben sich zutrage, die Antwort gäbe und sie »realisierte«: es geschieht etwas, das jeden erwartet – der hätte gar nicht so wenig gesagt und bedacht, vor allem dann nicht, wenn ihm zugleich mit dieser Gewißheit die ebenfalls tagtäglich erfahrbare Ungewißheit des Zeitpunktes vor Augen stände. Wo immer man ernst gemacht hat mit dem Philosophieren als dem Geschäft der *commentatio mortis*, da ist dies Beieinander von Sicherheit und Unsicherheit nahezu als das wichtigste Thema der philosophischen Meditation betrachtet worden. »Jemand, der letzthin in meinen Aufzeichnungen blätterte, fand darin eine Notiz, die etwas betraf, das ich nach meinem Tode bestellt haben wollte. Ich sagte ihm, wie es die Wahrheit war, daß ich, obwohl nur eine Meile von meinem Hause entfernt und völlig gesund, mich beeilt hatte, es auf der Stelle niederzuschreiben, da es mir ungewiß schien, ob ich wieder nach Hause gelangen würde.« So zu lesen in den *Essais*[23] von Michel de Montaigne, in dem Kapitel, dessen Überschrift lautet: »Philosophieren heißt Sterbenlernen«.

Dennoch ist dies nicht schon alles, was sich, auf Grund von Erfahrung, über das menschliche Sterben sagen läßt. Wir wissen nicht nur, daß der Tod zu einer schlechthin unbekannten Stunde jeden Menschen mit Sicherheit erwartet; sondern wir sind auch dessen sicher, daß im Sterben etwas auf einzigartige Weise *Endgültiges* geschieht, ein definitives Ausscheiden aus »diesem« Leben, etwas im äußersten Sinn Nicht-rückgängig-zu-Machendes. Zwar trifft es zu, daß auch sonst unsere Taten wie unsere Widerfahrnisse in gewissem Sinne endgültig sind; jedenfalls können wir sie nicht »ungeschehen« machen; sie sind, einmal getan und geschehen, »in der Welt«, und sie wirken weiter, im

Guten wie im Schlimmen. Nichts aber ist so endgültig wie der Tod. Indem der Mensch stirbt, überschreitet er eine Grenze, die von nun an unwiderruflich in seinem Rücken bleibt; es gibt keine Wiederkehr. Die uns völlig geläufige Unterscheidung zwischen »diesseits« und »jenseits« ist ausdrücklich auf den Tod, einzig auf ihn, bezogen; übrigens handelt es sich dabei nicht um eine spezifisch christliche Vorstellung [von einer christlichen Daseinsdeutung her müßte sie vielleicht sogar eher relativiert werden]. Wenn Platon[24] vom *ekeí,* vom »Drüben« spricht, dann meint er den Ort der Toten. Der Tod ist die Grenzlinie schlechthin; was auf der anderen Seite des Todes liegt, das ist, ohne daß eine nähere Angabe möglich oder vonnöten wäre, einfachhin »jenseits«. – Weil aber der Tod etwas unüberbietbar Endgültiges ist, darum ist er zugleich auch etwas äußersten Grades Ernstes. Daß etwas ganz und gar ernst sei, läßt sich extremer gar nicht zum Ausdruck bringen, als indem man sagt: es geht auf Leben und Tod. Der Tod ist für den Menschen der Ernstfall schlechthin.

Wenngleich also, noch einmal, in all diesen Erfahrungsbefunden [Unentrinnbarkeit des Todes, Ungewißheit der Stunde, Endgültigkeit des Abschieds] beileibe nicht wenig vor die Augen und zur Sprache gebracht ist, so ist dennoch unsere Ausgangsfrage immer noch völlig offen, die Frage nämlich: von welcher Art denn dieses den äußersten Ernstfall darstellende, jedermann zum nicht-bekannten

Zeitpunkt absolut sicher erwartende Geschehnis eigentlich sei. Was trägt sich letzten Grundes zu, wenn ein Mensch stirbt: diese Frage ist noch immer ohne Antwort.

Muß man also, da es keine unmittelbare menschliche Todeserfahrung gibt, die befragt werden könnte – muß man also resignieren? Sind wir angewiesen auf eine schlechthin übermenschliche Auskunft? Aber selbst die würde uns ja gar nicht wahrhaft zuteil werden können, wenn aus uns selber keinerlei Bestätigung darauf zu antworten vermöchte, wenn wir nicht doch irgendeiner, auf selbsteigene Erfahrung gegründeten Zustimmung fähig wären. – Dies ist der Punkt, von einer winzigen Chance zu sprechen, die in dem Miterleben des Sterbens anderer Menschen, in eben dem »Dabeisein«, verborgen sein kann, von einer Chance der dennoch eigenen Todeserfahrung. Freilich wird sie nicht in jedem Fall und nicht sozusagen »von selbst« wahrgenommen; das aber gehört fast zum Begriff der Chance. Gerade die Tatsache nämlich, daß es immer nur der Tod der anderen ist, wovon wir Kenntnis bekommen, birgt natürlicherweise die Versuchung in sich, uns die wirkliche Begegnung mit dem Tode zu ersparen und uns die eigene Todeserfahrung vom Leibe zu halten. Das ist viele Male ausgesprochen worden. »Der Tod ist eine Angelegenheit der Anderen« – so heißt es in Thomas Manns »Zauberberg«. Aber dasselbe steht auch, zweihundert Jahre früher, in Edward Youngs »Nachtgedanken«: »Ein jeder hält einen jeden für sterblich – außer sich selbst.«[25] In Tolstois meisterlicher Novelle vom Tode des Iwan Iljitsch kommt dem Schwerkranken von ungefähr das Schulbeispiel aus der Logik in den Sinn: Caius ist ein Mensch, die Menschen sind sterblich, folglich ist Caius sterblich. »Dies Beispiel hatte ihn nur in Beziehung auf Caius richtig gedünkt. Caius ist in der Tat sterblich, und für ihn ist es recht und billig zu sterben; aber für mich ... ist die Sache ganz anders.« Martin Heidegger schließlich hat diesen gleichen Befund generalisiert und in seine großartige »Analyse des alltäglichen Daseins« aufgenommen, zu dessen Grundvorgängen die »ständige Beruhigung über den Tod« gehöre. »Das ›man stirbt‹ verbreitet die Meinung, der Tod treffe gleichsam das ›Man‹«[26] – und also niemanden.

Nun aber steht dieser weithin wirksamen Versuchung, die Begegnung mit der Realität des Todes zu vermeiden, die Chance gegenüber, in eben der Erfahrung, daß die anderen sterben, einer selbsteigenen Todeserfahrung gerade teilhaftig zu werden. Diese Chance kann allerdings nur realisiert und wahrgenommen werden unter einer bestimmten Voraussetzung, nämlich unter der Voraussetzung der *Liebe.* – Dieser Satz freilich muß sogleich geschützt und verteidigt werden gegen einen ganzen Schwarm von Mißverständnissen, die sich vermutlich schon bereithalten.

In der Erschütterung, die uns beim Tode eines geliebten Menschen widerfährt, ist etwas, das weder Mitleid ist noch Schmerz über den Verlust. – »Einen Menschen lieben heißt sagen: du wirst nicht sterben« – dieser bedenkenswerte Satz von Gabriel Marcel[27] dringt, scheint mir, weit tiefer in den Kern der Sache vor. Und was dem Liebenden zuteil wird angesichts des tatsächlichen Sterbens des geliebten Menschen, der nicht sterben »darf«, das ist, daß er selber diesen Tod, den ja nicht eigentlich »ein anderer« stirbt, nicht mehr bloß von außen, sondern wie von innen erfährt; es wird ihm eine Erfahrung zuteil, die der selbsteigenen Todeserfahrung des Sterbenden selbst so nahe kommt, wie es überhaupt menschenmöglich ist. – Die Rede von dem »Liebenden« sollte freilich auch nicht romantisch mißverstanden werden, als sei hier die große Leidenschaft im Sinne von *amour-passion* als Voraussetzung der Todeserfahrung gemeint [vielleicht erfüllt gerade die Leidenschaft die Bedingungen *nicht*]. Gemeint ist die völlig selbstlose Bejahung, die im Blick auf den anderen sagt: Wie gut, daß es dich gibt! – Mir ist in der philosophischen Literatur nur ein Autor begegnet, der den Sachverhalt, von dem hier die Rede ist, völlig klar formuliert: Paul Ludwig Landsberg. In seinem kleinen, nahezu verschollenen Buch »Die Erfahrung des Todes« heißt es: »Ein einziger Akt persönlicher Liebe genügt, um … den Wesenskern des menschlichen Todes fühlbar zu machen.«[28] *Ubi amor, ibi oculus*[29]: dieser alte Satz, der von der Liebe sagt, sie eröffne eine Möglichkeit des Sehens und der Erfahrung, gewinnt hier mit einem Mal, in bezug auf das menschliche Sterben, eine wahrhaft daseinserhellende Bedeutung. Auf Grund liebender Identifizierung wird der, welcher sich der Erschütterung durch das Sterben eines geliebten Menschen nicht verschließt, jener Offenheit teilhaftig, kraft deren er zu ahnen vermag, was der Tod letzten Grundes ist – und wäre es vielleicht auch nur in der Weise, daß nun die in der großen Tradition enthaltenen Auskünfte ein wenig von ihrer Befremdlichkeit verlieren; daß sie nicht nur entzifferbar werden, sondern auch, fast aus eigenem Wissen, Zustimmung oder doch Antwort erfahren.

Die Verweigerung der menschlichen Anteilnahme und das Unmöglichwerden der eigenen Todeserfahrung: das sind offenbar zwei Seiten derselben Münze. Wer nicht Anteil nimmt, betrügt sich um die tiefste Erkenntnis der selbsteigenen Realität. Freilich gilt auch das andere: Niemand erfährt das Furchtbare von Tod und Sterben so von Grund auf wie der, welcher liebt.

II

Wenn man, wie es sich gehört, zunächst einmal den Wortbestand ins Auge faßt, das Vokabular also, die Namen und Wortprägungen, womit die lebendige Menschensprache den Tod und das Sterben benennt, umschreibt oder auch deutet, dann bekommt man es sogleich mit einer ungewöhnlichen Komplizierung zu tun, die freilich in diesem Falle nicht gerade unerwartbar ist. Nicht nur nämlich trifft man eine auf den ersten Blick kaum zu bewältigende Vielfalt von Bezeichnungen an, worin sich die unendliche Vielgesichtigkeit des Sachverhalts selber zu spiegeln und anzukündigen scheint; sondern nicht wenige Namen haben, so scheint es, offenbar den Sinn, das Eigentliche gerade *nicht* zu benennen, es vielmehr zu verhüllen, es unkenntlich zu machen und den Blick auf etwas anderes zu lenken – wobei diese merkwürdige Erscheinung des »Euphemismus«, der beschönigenden, die unverblümte Benennung vermeidenden Rede in sich selbst wiederum eine äußerst schwer zu durchschauende Sache ist. Es ist, im alttestamentlichen Judentum, der Gottesname, der nicht ausgesprochen werden darf. Oder man fürchtet, ein drohendes Unheil erst recht herbeizurufen, wenn man es beim wirklichen Namen nennt. Und so treten beschönigende Umschreibungen an seine Stelle; die Rachegöttinnen heißen nun die »Wohlmeinenden«; der Teufel wird der »Gottseibeiuns«

genannt; und der Trank, der töten soll, bekommt den harmlosen Namen »Gift« [der schließlich nichts weiter bedeutet als »Gabe«, wie im Französischen *poison* eigentlich *potio,* Trank, besagt]. In den Motiven also des euphemistischen Sprechens, auch über Tod und Sterben, mischen sich möglicherweise sehr verschiedenartige Ingredienzien – von der religiösen oder abergläubischen Scheu bis zur mehr oder weniger bewußten Täuschung und Selbsttäuschung.

Macht man sich nun an eine erste Ordnung des Bestandes, so zeigt sich zunächst das nicht weiter Verwunderliche, daß viele von den Namen, mit denen unsere Sprachen den Tod und das Sterben des Menschen bezeichnen, den einfachen Sachverhalt der Beendigung des leibhaftigen Lebens ausdrücken. Wir sagen: Er hat das Leben ausgehaucht; er ist nicht mehr; es ist aus; es ist mit ihm zu Ende. Andere Benennungen reden, genauer und anschaulicher, von dem zunächst physiologischen Faktum des Verdämmerns, des »Einschlafens«, des Verlöschens, des »Wegbleibens« [etwa in der Narkose während eines chirurgischen Eingriffs]. Der durchschnittliche Wortgebrauch pflegt mit all diesen Namen, über die schlichte Kennzeichnung des Tatsächlichen hinaus, nicht allzu viel Inhaltliches zu meinen. Es könnte freilich einer zweifellos auch mit einem viel weiter zielenden Anspruch und mit einer über den alltäglichen Sprachgebrauch ausdrücklich hinausgehenden, betont »vielsagenden«

Akzentuierung sagen: es ist aus; er ist nicht mehr; das Leben ist zu Ende – womit dann zwar etwas zur Sprache gebracht wäre, das ein jeder sich gesagt sein lassen muß, aber doch auch etwas, das sogleich, wofern es nicht einfachhin falsch werden soll, der Ergänzung, wenn nicht der Korrektur, jedenfalls der Präzisierung bedarf. Natürlich hat der Physiologe zunächst einmal recht, wenn er den Tod definiert als »das Erlöschen des individuellen Systems«[1] oder als »den irreversiblen Stillstand des Lebensvorgangs, insbesondere des Stoffwechsels«[2] oder als den »unwiederbringlichen Verlust des Lebens«[3]; »tot ist, was nie wieder lebensfähig werden kann«[4]. Dennoch, solche Sätze sind nicht nur, bei Licht besehen, erstaunlich nichtssagend [man hat sie mit einigem Recht geradeheraus »geistlos tautologisch«[5] genannt], sie verlieren überdies auch einfach ihre Gültigkeit, sobald sie, ohne die Korrektur durch die Wahrheit anderer, nicht minder gültiger Aussagen zuzulassen, absolut genommen werden, als eine endgültige und abschließende Benennung des menschlichen Todesgeschehens.

Die Redeweise übrigens, die den Tod einen Schlaf nennt und das Sterben ein Entschlafen – auch diese, wenngleich ursprünglich biblische[6] Bezeichnung, kann möglicherweise so verstanden werden, daß der Ernst des Todes durch sie verdeckt und also seine Realität verfälscht wird. Gerade auf diese Vorstellung, als sei der Tod »Nacht« und »sanfter

Schlaf«, hat Sören Kierkegaard[7] seine wie ein Kehrreim wiederholte Warnung gemünzt, das sei Stimmung, aber nicht Ernst. Auch Shakespeare, so scheint es, hat etwas Ähnliches im Sinn, wenn er Hamlet, der, mit dem gegen sich selbst gezückten Dolch in der Hand, den Tod herbeiwünscht wie einen Schlaf [»Sterben – Schlafen – Schlafen«], plötzlich zurückschrecken läßt vor dem Gedanken, was wohl in diesem vermeintlichen Schlaf für Träume kommen möchten: »Das zwingt uns still zu stehn!«

Manche unserer Namen für Tod und Sterben bringen zur Sprache, was in der Gemeinschaft geschieht, wenn eines ihrer Glieder stirbt. Man sagt: der Tote ist von uns gegangen; er hat uns für immer verlassen; er ist abgeschieden; der Mann hat seine Gattin, die Mutter ihr Kind »verloren«. – Wiederum ist es so, daß die durchschnittliche Rede mit diesen Wendungen zunächst nicht viel mehr meint als das schlichte, freilich den einzelnen tief betreffende Faktum, daß der alltägliche Umgang des Miteinanderlebens und des Gespräches abgerissen ist. Aber auch hier gilt, daß die gleichen Worte sofort der Präzisierung und vielleicht auch der Korrektur bedürftig werden, wenn man sie mit einem weitergreifenden oder gar endgültigen Anspruch verwendet. Mindestens die Frage müßte gestellt werden: Bedeutet wirklich der Tod schlechthin »Verlust« und völlige Beziehungslosigkeit; in welchem Sinn tritt der »Abgeschiedene« einfachhin

aus der Menschenwelt hinaus, in ein »Jenseits«, in dem er schlechterdings für die Lebenden unerreichbar oder auch nur un-ansprechbar wird?
Es gibt eine andere Klasse von Namen, die etwas aussagen über das Verhältnis von Tod und Zeit. Wer stirbt, beschließt seine Tage; er segnet das Zeitliche; er geht hinweg aus dieser Zeitlichkeit, er wird aus ihr abberufen. Natürlich ist mit der letzten Wortprägung bereits die Grenze überschritten, welche die bloße Benennung von der Deutung trennt. Aber auch schon die bloße Kennzeichnung, Sterben besage soviel wie den Bezirk des zeithaften Seins verlassen – schon dies ist auf das genau Gemeinte hin schwer genug zu interpretieren; davon wird noch zu sprechen sein. Worauf es aber zunächst ankommt, ist einzig dies: mit möglichster Unbefangenheit die vielstimmige Auskunft über das Todesgeschehen zu vernehmen, die bereits die von uns selber Tag für Tag gesprochene und »verstandene« Menschensprache tatsächlich enthält. Gerade diese Rede aber von Zeit und Ewigkeit wird im schlichten, unreflektierten, freilich aus der »heiligen Überlieferung« natürlicherweise sich nährenden Sprechen viele Male unbeirrbar wiederholt und abgewandelt[8]: der Tote ist der »Verewigte«, der in die Ewigkeit, in die ewige Ruhe Heimgegangene. – Da wir übereingekommen sind, über unseren Gegenstand mit völliger Nüchternheit zu sprechen und in der ausschließlichen Absicht, den Sachverhalt, soweit das möglich ist, aufzuhellen,

muß ich an diesem Punkt eine Anmerkung machen über die Möglichkeit einer euphemistisch beschönigenden Mißdeutung dieses Wortes vom Tode als dem Eingehen in die Ewige Ruhe. Jedenfalls ist es, scheint mir, ein Unterschied, ob einer dieses Wort so versteht, als besage Sterben von sich aus und also immer und *eo ipso* soviel wie Eingehen in die Ewige Ruhe, oder ob er in ihm eine *Hoffnung* ausgesprochen findet, die – freilich begründete – Hoffnung, der Verstorbene möge in die Ewige Ruhe als in seine wahre Bestimmung eingegangen sein. Ich glaube, daß für den Christen allein die zweite Deutung möglich ist. Wie sonst könnte er im Ernst das Gebet sprechen: *Requiem aeternam dona eis, Domine!* – Daß anderseits die weltliche Rede vom Ausruhen unter dem Rasen [»Möge die Erde dir leicht sein«[9] – und so fort] im besten Falle pseudo-poetische, hilflose Wortemacherei ist, wenn nicht einfachhin leeres Geschwätz und Selbstbetrug – darüber braucht ja wohl kaum des näheren gesprochen zu werden.

In den Todesanzeigen liest man hin und wieder: Er hat Gott seine Seele zurückgegeben. Auch dies ist eine ursprünglich aus dem Wortschatz der christlichen Kirche stammende Formulierung, die aber völlig in den Denk- und Sprachgebrauch des europäischen Menschen eingegangen ist. Allerdings läßt sich die Deutung des Sterbens, die in diesem Wort enthalten ist, nicht leicht in ein paar Sätzen aussprechen. Vor allem dürfte hier »Seele« nicht einfachhin das gleiche besagen, was die gleichfalls gebräuchliche Rede von »Leib und Seele« meint; *anima* ist eher der Name für das Ganze des leibhaftigen Lebens überhaupt. Wichtiger aber ist, daß hier offenbar gesagt wird, der Sterbende sei nicht nur ein Erleidender, sondern auch ein Täter. Im Sterben widerfährt uns nicht nur etwas; sondern menschliches Sterben ist zugleich ein Akt des Menschen selbst und zwar ein Akt, in welchem er, auf eine Weise, die ihm bis zum Augenblick des Todes versagt war, über seine *anima* verfügt, das heißt, über sein Leben, über sich selbst.

Dieser Gedanke ist, so scheint es, schlechterdings unvereinbar mit der anderen Vorstellung vom »Schnitter Tod«, vom Sensenmann, von dem Jäger, der uns hinterhältig nachstellt und uns schließlich »erwischt«, »ereilt«, zur Strecke bringt und zu Boden wirft. Und doch sind offenbar auch diese Bilder nicht wegzudenken aus dem menschlichen Sprachgebrauch. Der Tod ein mörderischer Würger, ein unversöhnlicher Widersacher, der wie ein Fremder, rein von außen her, in unser Haus eindringt und uns überwältigt – solche Vorstellungen gibt es keineswegs nur in der Welt spätmittelalterlicher Totentänze. Auch das Neue Testament[10] nennt den Tod den »letzten Feind« und ruft ihm triumphierend und fast höhnisch zu: »Wo ist dein Sieg?« – Und schon in der antiken Tragödie, in der »Alkestis« des Euripides[11], tritt als eine der *dramatis personae* gleichfalls der Tod auf, »den Men-

schen feindlich und verhaßt den Göttern«; Apollon fertigt ihn in einem Streitgespräch ironisch ab [»Der Tod wird witzig: das ist neu«].
Niemand wird leugnen, daß auch hiermit ein bestimmter Aspekt der Realität des Todes zutreffend beim Namen genannt ist. Aber auch das Problematische, die Grenze solcher Bilder bleibt deutlich genug. Und offenbar werden sie einfachhin falsch, wenn man sie so versteht, als würde der Mensch »von sich aus« nicht sterben, käme nicht der Tod über ihn wie eine fremdher ihm widerfahrende Gewalttat, wie eine Ermordung – als sei der Tod nicht so sehr Sterben als vielmehr Getötet-werden. Und dennoch ist, wie gesagt, etwas Wahres an diesen Vorstellungen, für die noch mancherlei Namen und Bilder angeführt werden könnten, vom Ausgeblasenwerden des Lebenslichtes bis zum Parzenschnitt. – Freilich darf auch das andere nicht zugedeckt und unterschlagen werden: daß wir selber, indem wir das Leben darleben, auf den Tod hin sind; daß er wie eine Frucht in uns reift; daß wir schon zu sterben beginnen, sobald wir geboren sind; daß sich dieses sterbliche Leben von innen her zu Ende lebt, und daß der Tod der gar nicht anders zu erwartende Ausgang unseres hiesigen Daseins ist.
Georg Simmel hat in seinem 1917 erschienenen Buch über Rembrandt[12] die scharfsinnige und unmittelbar einleuchtende Bemerkung gemacht, die großen Porträts dieses Malers gäben dem Beschau-

er die Gewißheit, daß es sich um Menschen handle, die den Tod als einen *character indelebilis* des Lebens selber bereits in sich tragen; es stehe ihnen im Gesicht geschrieben, daß sie sterben werden; während einem vor manchem Bildnis der italienischen Renaissance-Malerei der trügerische Gedanke kommen könne, diese Menschen seien nur durch Gewalt umzubringen, etwa durch einen Dolchstoß oder durch Gift. Ich würde sagen: jeder dieser beiden Aspekte trifft eine Seite der Realität; jeder aber auch bedarf der Kontrolle durch den anderen; keiner hat für sich allein ganz und gar recht. Einerseits scheint der völlig »natürliche« Tod, der reine »Alterstod« tatsächlich kaum vorzukommen [einmal unter hunderttausend Fällen, sagen die Statistiker]. Anderseits aber geschieht auch im gewaltsamen, »nicht-natürlichen« Tode, sei nun die Ursache ein Unfall, eine Infektion, eine Zell-Wucherung oder ein Verbrechen – auch dann geschieht das Sterben zugleich von innen her als das Resultat von Leben, als letzter Schritt auf dem mit der Geburt angetretenen Weg, als Akt des Sterbenden selbst. Offenbar ist die tödliche Verletzung und das Verbluten noch nicht identisch mit dem Sterben. Und auch im Selbstmord geschehen zwei ganz und gar verschiedene Dinge; das eine ist der Schuß in die Schläfe, das Trinken des Gifts, der Sprung von der Brücke; das andere ist das Sterben selbst. In ihm aber ist dann nicht bloß Widerfahrnis von außen her, sondern zugleich ein Tun, ein aus der personalen Mitte gesetzter, das Leben von innen her beendigender Akt, worin das Dasein zu dem von Anfang an intendierten Resultat gelangt.

Hierdurch wird zugleich eine Täuschung außer Kraft gesetzt, womit vor allem der antike Mensch sich von der Todesfurcht zu befreien versucht hat. Ich meine das Sophisma von der Nicht-Begegnung, das Epikur zum ersten Mal formuliert zu haben scheint: »Der Tod geht uns nichts an; denn solange wir sind, ist der Tod nicht da; und wenn der Tod da ist, sind wir nicht mehr. Er geht also weder die Lebenden an noch die Toten.«[13] Seitdem ist das gleiche viele Male wiederholt und abgewandelt worden, von Lukrez und Cicero bis zu Montaigne und Ernst Bloch; glaubwürdiger freilich ist der Gedanke inzwischen nicht geworden. Wer jedenfalls das in der Menschensprache selber eingekörperte Wissen bedenkt und ernst nimmt, dem ist diese Ausflucht versperrt.

Allerdings: was heißt »Menschensprache«? Was gehört zum Bereich der »lebendig gesprochenen Sprache«, deren Auskunft wir in einer ersten Annäherung zu ermitteln und zu formulieren versucht haben? Und was liegt jenseits dieses Bereichs; wo verläuft die Grenze? Gehört nicht auch, was Philosophen, Wissenschaftler, Dichter über den Tod gesagt haben, zum Wortbestand der lebendigen Menschensprache? – Diese Frage, die natürlich weit über unsere Thematik hinausgreift, werde ich jetzt nicht formell beantworten; ich werde es gar nicht versuchen; ich kapituliere vor ihrer Schwierigkeit. Immerhin läßt sich an ein paar Beispielen zeigen, worum es mir zu tun ist. – Wenige Jahre vor seinem Tode schreibt Goethe[14] in einem Brief an Zelter: »Wirken wir fort, bis wir, .. vom Weltgeist berufen, in den Äther zurückkehren.« Ich bin zwar nicht der Meinung, es sei nicht der Mühe wert, das in dieser Formulierung Gemeinte zu bedenken – wobei man allerdings, im Falle Goethes, stets auf der Hut sein muß vor seiner erstaunlichen Kunst der ironischen Selbstverhüllung und Maskierung [»Mein scheinbarer liberalistischer Indifferentismus .. nur eine Maske .., hinter der ich mich .. gegen Pedanterie und Dünkel zu schützen« suche[15]: etwas von dieser Art vermute ich gerade auch hinter diesem Diktum von »Weltgeist« und »Äther«]. Eines aber scheint mir evident zu sein: solche Rede vom Tode als einer »Rückkehr in den Äther« ist gerade *nicht* in den allgemeinen Sprachgebrauch aufgenommen worden – ebensowenig wie ungezählte andere Formulierungen, die sich in der philosophischen Literatur finden, etwa Gustav Theodor Fechners sogar einigermaßen berühmt gewordene Wendung von dem Hinübertreten aus einem Anschauungsreich in ein Reich der Erinnerung.

Doch ist auch das Resultat unserer Bestandsaufnahme, die sich auf den Bezirk der schlichten Jedermanns-Sprache beschränkt, vielstimmig genug, um einen zunächst einmal ratlos zu machen. Aber schließlich ist nichts anderes zu erwarten, als daß sich die Vielgesichtigkeit des zur Rede stehenden Sachverhalts selber dokumentiert in der gar nicht auf einen gemeinsamen Nenner zu bringenden Mannigfaltigkeit der sprachlichen Bezeichnungen. Jede einzelne kann sich berufen auf einen erweislichen Erfahrungsbefund; aber jede bleibt auch der Ergänzung durch alle übrigen bedürftig. Nicht als könnte nicht jeder einzelne Name für Tod und Sterben getrost für sich allein bedacht und ausgesprochen werden; aber er darf dennoch nicht isoliert werden gegen die polyphone Vielfalt der vollen sprachlichen Auskunft.

Es ist also zu vermuten, mindestens dies, daß man nicht allein gegen die im lebendigen Sprechen gestaltgewordene menschliche Erfahrung, sondern auch gegen die Realität selber zu denken beginnt, sobald man einen einzigen der folgenden Aspekte außer Betracht läßt: daß Tod und Sterben sowohl Ende bedeuten wie auch Übergang; sowohl Schrecknis wie Befreiung; sowohl etwas Gewaltsames wie etwas von innen her Reifendes; ein Widerfahrnis zwar, aber auch selbsteigenes Tun; etwas Natürliches und von Natur Geschehendes *und* zugleich etwas, das allem naturhaften Wollen widerspricht.

Hans Urs von Balthasar[16] hat sich einmal darüber beklagt, wie rasch die übliche »christliche Anthropologie«, »aufs Entscheidende befragt«, »am Ende ihres Lateins« sei. »Was für gewundene Antworten erhält man schon, wenn man die einfache Frage stellt, ob der Tod zur Natur des Menschen gehöre oder nicht.« Nun, wer auf diese Frage mit einem glatten Ja oder mit einem ebenso blanken Nein antworten würde, der hätte zwar keine »gewundene«, aber auch keine zulängliche Auskunft gegeben. Manchmal ist eine einfache Antwort eine falsche Antwort.

III

Es ist nun, nach diesen vorbereitenden Erwägungen über den Wortbestand, an der Zeit, einen ersten summarischen Bescheid zu formulieren, der auf unsere Ausgangsfrage antwortet: Was eigentlich trägt sich zu, wenn ein Mensch stirbt? – Es handelt sich jetzt also nicht mehr nur um die Namen, sondern um eine in den Kern der Sache dringende Beschreibung dessen, was geschieht. Dennoch scheint es mir wichtig, alle etwa anzutreffende tiefsinnige Spekulation zunächst noch außer Betracht zu lassen und statt dessen anzusetzen bei dem, was »gemeinhin« die Menschen sagen.

Genau ebenso verfährt auch der platonische Sokrates, als er in der Todeszelle am letzten Tage vor der Hinrichtung die Frage nach der Unsterblichkeit erörtert[1]. Er versichert sich ausdrücklich der Bestätigung durch die anwesenden Gefährten, daß doch jedermann unter Tod und Sterben »etwas ganz Bestimmtes« verstehe. Nämlich was? »Nichts anderes als die Trennung der Seele vom Leibe.« Offenbar soll damit ausdrücklich nicht etwas Neues und Originelles gesagt sein, sondern etwas fraglos Selbstverständliches, das niemand im Ernst bezweifelt. Und daran hat sich, so scheint es, bis auf den heutigen Tag nichts Wesentliches geändert. Auch dem Menschen dieser Zeit, selbst wenn er Bedenken hätte, unter »Seele« überhaupt etwas Selbständig-Abtrennbares zu verstehen –

auch ihm, sofern vom Tode als einem Vorgang die Rede ist, wird als erstes jener alte Satz in den Sinn kommen; das Lebensprinzip »verläßt« den bis zu diesem Augenblick von ihm her belebten Körper. Auch wenn man es sinnvoller findet, zu sagen, der Leib »verlasse« die Seele und entziehe sich ihr[2] – auch dann ist der Vorgang der Trennung noch immer als das Entscheidende gesehen.

Im theologisch-christlichen Bereich kehrt dieser Gedanke gleichfalls ständig wieder, als bedürfe er gar keiner weiteren Erörterung. Die *ratio mortis*, so heißt es etwa bei Thomas von Aquin, der »Begriff« des Todes besage, daß die Seele sich vom Leibe trenne, *animam a corpore separari*[3]. Den heiligen Büchern der Christenheit scheint diese Definition zwar fremd zu sein[4]; dennoch wird sie von den ersten Jahrhunderten an bis in die offizielle Sprache der Kirche dieses Jahrhunderts, wie Karl Rahner[5] sich ausdrückt, »mit solcher Selbstverständlichkeit gebraucht, daß wir sie, theologisch gesehen, als die klassisch gewordene Beschreibung des Todes anzusehen haben«. Allerdings fügt Rahner dieser Feststellung sogleich ein gewichtiges Bedenken an: nicht nur handle es sich bei jener Kennzeichnung des Sterbens um eine bloße »Deskription«, die »das eigentliche Wesen des Todes« gar nicht treffe; sondern die Deskription selber sei unzureichend, und zwar deswegen, »weil der Begriff der Trennung dunkel bleibt«[6].

Das ist der Punkt, an dem, wie mir scheint, kritisch anzusetzen ist. Nicht der formale Begriff »Trennung« nämlich ist das eigentlich Fragwürdige und »Dunkle«. Trennung heißt soviel wie Aufhebung einer Verbindung; darüber gibt es nicht die geringste Unklarheit. Die Frage lautet vielmehr, von welcher Art die Verbindung sei, die ich als etwas Vorausliegendes mitdenke, wenn von Trennung die Rede ist. Man »trennt« sich nach kurzem Gespräch auf der Straße von dem Bekannten, der einem zufällig in den Weg gekommen ist; Mutter und Kind werden, wie man es noch heute Tag für Tag im »Suchdienst« des Roten Kreuzes hören kann, auf der Flucht vor den feindlichen Armeen »getrennt«; bei einem Betriebsunfall wird jemandem, wie durch einen Schnitt, der Arm oder das Bein vom Rumpf »getrennt«. Der Begriff der Trennung ist immer der gleiche und, was er besagt, ist glasklar. Verschieden ist dagegen, was jeweils dem Ereignis der Trennung vorausliegt; und von da her bekommt dann auch der in sich selbst identische Begriff der Trennung eine unterschiedliche »Bedeutung«. Wenn also, was im Sterben geschieht, die Trennung von Leib und Seele ist, dann hängt, wie nicht anders zu erwarten, die Deutung dieses Geschehens klarerweise davon ab, wie das, was sich im Tode trennt, vorher, im Leben, miteinander verknüpft gedacht wird. Anders gesagt, die Deutung des Todes hängt ab von der Konzeption, die einer vom Menschen selber und von seinem leibhaftigen Dasein hat.

Hier nun ist wiederum zunächst von Platon zu reden; genauer sollte man freilich vielleicht eher vom Platonismus und von den Platonikern sprechen. Platons eigene Auskunft ist, wie sich noch zeigen wird, weit vielstimmiger und auch spannungsreicher, als die –ismen es vermuten lassen, die sich, wenn auch wohl nicht zufällig, an seinen Namen geknüpft haben. Dies ist ja eine wiederkehrende geistesgeschichtliche Struktur. – Immerhin, auch Platon selbst hat für das Verständnis jener Verknüpfung von Leib und Seele eine Modellvorstellung formuliert, die im Abendlande, für mehr als anderthalb Jahrtausende nach ihm, eine, wenn auch keineswegs ausschließliche, so doch weithin ausstrahlende Verbindlichkeit erlangt hat. Im Menschen ist etwas, das sich des Leibes wie eines Gerätes oder eines Werkzeugs bedient; und dies Etwas ist die Seele – so wird zum Beispiel im platonischen Dialog »Alkibiades« gesagt, worin sogleich auch die noch weiter greifende Konsequenz ausgesprochen wird: »Die Seele: das *ist* der Mensch.«[7] Und hierin sind, das ist eines der unbestrittenen Ergebnisse der philosophiegeschichtlichen Forschung[8], alle christlichen Denker vor Thomas »Platoniker« gewesen; alle haben sie den Menschen definiert als die Seele, die des Leibes, so wie der Musikant der Zither, sich bedient. Zwar ist diese These im christlichen Bereich niemals voll »realisiert« worden; dazu steht sie zu sehr im Widerspruch zu der innersten Meinung sowohl der

Sakramententheologie wie auch des Gräberkults, der Märtyrerverehrung und des Auferstehungsglaubens. Aber im Bereich der philosophischen Reflexion ist weithin der Satz für gültig gehalten worden: *Homo est anima utens corpore* – womit Thomas von Aquin[9] die Meinung Platons charakterisiert. Zur vollen, den ganzen Bereich der geistigen Existenz ausfüllenden Realisierung scheint diese Vorstellung erst zu gelangen, nachdem im Raum des Christentums die sakramentlich-kultischen Gegengewichte ihre Kraft verlieren. Jedenfalls bekommt sie bei Descartes eine systematische, die Gesamtkonzeption prägende Bedeutung, die sie bei Augustin niemals gehabt hat. Auf keine Weise hätte man etwa die augustinische Anthropologie durch den Satz charakterisieren können: »Ich bin schon als denkend, ohne Körper, eigentlich ganz« – während er die Position Descartes' sehr genau trifft[10]. Im Grunde ist ihm der Mensch ein »angelisches«, reines Geistwesen, das zufällig und beziehungslos in einem Körper haust[11]. Hier ist also eher, so könnte man sagen, der vorchristliche Spiritualismus wieder aufgenommen – wie er in Ciceros »Traum des Scipio« sich äußert [»Sei fest überzeugt: nicht *Du* bist sterblich, sondern dieser Leib«[12]] oder bei Marc Aurel [»Du bist ein Seelchen, das einen Leichnam trägt«[13]].

Was aber all dies für die Deutung des Todes besagt, ist leicht zu zeigen; es ist ja fast schon ausgesprochen. *Erstens* ist, was da im Sterben sich voneinander trennt, von Anfang an schon zweierlei gewesen und nicht eines. Im Tode geschieht, daß der Handwerker sein Werkzeug beiseite legt oder fallen läßt, und daß der Schiffer aus dem Boote steigt, dessen er nun, nach der Landung, nicht weiter bedarf. Es geschieht sogar vielleicht so etwas wie die Befreiung aus dem Kerker, die Beendigung einer Gefängnishaft. – Wichtiger aber noch ist das *Zweite:* Wenn wirklich Leib und Seele zwei vom Ursprung her wesentlich getrennte Dinge sind, und wenn die Seele, sie allein, der »eigentliche Mensch« ist, dann geschieht also im Tode etwas, das uns im Kern gar nicht betrifft. Schopenhauer hat es völlig unumwunden formuliert: der Mensch bleibe, wenn er stirbt, im Grunde »unbeteiligt«[14]. Das platonische Bild vom Leibe als dem Werkzeug der Seele wird von ihm buchstäblich beim Wort genommen: »Vom stillstehenden Spinnrad ist nicht auf den Tod der Spinnerin zu schließen.«[15]

Nichts ist begreiflicher, als daß diese spiritualistische Entwirklichung des menschlichen Sterbens nicht nur die Korrektur durch eine realistische Lehre vom Menschen, sondern auch den Gegenschlag des Materialismus herausgefordert hat. Ich glaube in der Tat, daß die großen Geistesbewegungen nicht aus dem Mutwillen ihrer Initiatoren entspringen. Und es scheint mir jedenfalls eine äußerst bedenkenswerte Sache zu sein, daß einer der Gründer und Anreger des marxistischen Materialismus, Ludwig Feuerbach, seine schriftstellerische Laufbahn beginnt mit den »Gedanken über Tod und Unsterblichkeit«, worin er gegen die pseudoplatonische wie pseudochristliche Aufklärungstheologie völlig zu Recht den Vorwurf erhebt, sie habe die Realität des menschlichen Sterbens in einen bloßen »Scheintod« umgefälscht.

Was aber ist der wirkliche, reale Tod? Und vor allem: wer ist es, der stirbt? – Die Antwort auf diese letzte Frage kann nur lauten: Es ist der Mensch, der ganze leibseelische Mensch, dem es widerfährt, zu sterben; er ist es, der den Tod erleidet; er ist betroffen und beteiligt, mit Leib und Seele. Das heißt nicht, die materialistische Vorstellung habe recht, wonach der Mensch im Tode, nicht anders als sonst ein Lebewesen, ganz und gar ausgelöscht wird und vergeht – welche Vorstellung übrigens heutigentags auf eine beunruhigende Weise, wenngleich von völlig anderen Voraussetzungen her, auch von bestimmten Richtungen der protestantischen Theologie verteidigt und proklamiert wird, und zwar, wie ich glaube, gleichfalls in der Frontstellung gegen jene aufklärerische Unsterblichkeitsthese, die in Wahrheit das menschliche Sterben zu einem bloßen Schein entrealisiert hatte; ihr gegenüber wird nun behauptet: das neue Testament lehre, »daß nicht nur der Leib, sondern auch die Seele stirbt«[16].

Im Gegensatz dazu habe ich im Sinn, die Überzeugung zu verteidigen, daß erstens, genaugenommen, weder der Leib des Menschen noch seine Seele »stirbt«, sondern der Mensch selber; und daß zweitens in diesem Sterben die geistige Seele, wiewohl durchaus und im Innersten betroffen durch den Tod und wesenhaft mit dem Leibe verbunden und auf ihn bezogen bleibend, dennoch unzerstörbar im Sein sich durchhält und behauptet.

Zuerst also ist von dem zu sprechen, was der Tod im Ganzen der Existenz bedeutet, und daß es in bezug auf ihn unmöglich eine unbeteiligte, neutrale Zone unseres Wesens geben kann. Noch einmal also: »Man kann nicht, weil die Seele lebt, sagen: der Leib stirbt, aber der Mensch lebt. Der Mensch stirbt.« [17]

Wenn man von einer »sterbenden« Kultur spricht oder auch von »unsterblichem« Ruhm, dann weiß jeder, daß dies uneigentlicher Wortgebrauch ist; es handelt sich um bildliche Rede. Eine Kultur oder der Ruhm oder ein Lied sind nicht von solcher Art, daß in bezug auf sie im strikten Sinn von »Sterben« gesprochen werden könnte, genausowenig wie von »Nicht-Sterben«. Wer den Sinn der Worte genau nimmt und wer die in der menschlichen Rede selber eingekörperte Sprachnorm respektiert, kann aber gleichfalls nicht sagen, es sei der Leib des Menschen, welcher stirbt, oder gar, es sterbe auch die Seele; er kann freilich ebensowenig sagen, es komme der Seele zu, nicht zu sterben, sondern unsterblich zu sein. »Sterben«, »sterblich«, »unsterblich« – strenggenommen, ist, rein vom lebendigen Sprechen her betrachtet, das diesem Verbum und diesen Adjektiven zugeordnete Subjekt allein der Mensch selber, der ganze Mensch aus Leib und Seele.

Noch einmal also: *es stirbt der Mensch!* Und wenn in bezug auf die menschliche Sphäre von Unsterblichkeit überhaupt soll die Rede sein können, dann müßte diese Unsterblichkeit sinnvollerweise gleichfalls nicht der »Seele«, sondern dem Menschen zugesprochen werden können, wiederum: dem ganzen Menschen aus Leib und Seele. Und dies ist in der Tat, wenngleich vielleicht erstaunlicherweise, der Wortgebrauch des Neuen Testaments. Erstaunlich jedenfalls für den, der sich, aus welchen Gründen auch immer, daran gewöhnt hat, die Lehre von der »Unsterblichkeit der Seele« für eine der wesentlichsten Aussagen des heiligen Buches der Christenheit zu halten[18]. In der Bibel selbst gibt es dafür kaum einen legitimen Anlaß. Im Neuen Testament ist kein einziges Mal von der »unsterblichen Seele« die Rede; das Wort »Unsterblichkeit« selbst kommt nur dreimal vor, und dann wird die Unsterblichkeit nicht der Seele zugesprochen, sondern dem auferstandenen Christus und dem – wiederum leibhaftigen – Menschen des kommenden Äon[19]. Und auch in der großen Theologie ist die Wortverbindung »Unsterblichkeit der Seele« nahezu unbekannt. Thomas von Aquin zum

Beispiel nennt die Seele durchweg nicht »unsterblich«; er spricht vielmehr von ihrer Unvergänglichkeit und Unzerstörbarkeit *[incorruptibilitas]*. Ist aber bei ihm in bezug auf den Menschen von »Unsterblichkeit« die Rede, dann hat auch er einzig den paradiesischen [20] und den von den Toten auferweckten Menschen der Endzeit [21] im Blick.

Wir sind jedoch zunächst noch dabei, von Tod und Sterben zu sprechen. – Die Auskunft der Sprache also, wonach der ganze Mensch es ist und keineswegs nur der Leib, der durch den Tod betroffen ist – dieser präzise Bescheid wird klar bestätigt auch durch die unmittelbare Erfahrung dessen, der anteilnehmend das Sterben eines ihm verbundenen Menschen miterlebt. Niemals wird es ihm in den Sinn kommen, zu meinen, der Sterbende, der »eigentliche« Mensch in ihm, bleibe im Grunde »unbeteiligt«; und falls er je des Glaubens gewesen sein sollte, daß der Tod, wie Fichte sagt, »das Ich nicht trifft« und daß »das Sterben in der Zeit« nichts sei als ein »täuschendes Phänomen«, dem man »durchaus keinen Glauben beimißt« [22] – dann wird er, angesichts dessen, was er sieht, wahrscheinlich das Zutrauen zu solchen realitätsfremden Konstruktionen rasch verlieren.

Auch die Freunde in der Todeszelle des Sokrates verhalten sich offenbar nicht so, als hielten sie den Tod für so etwas wie das Beiseitelegen eines Werkzeugs. Sokrates selber freilich, wiewohl er gesagt hatte, es sei »eine ganz andere Frage, ob ich etwa besonders furchtlos bin oder nicht in bezug auf den Tod«[23]; »auch ich stamme ja nicht von der Eiche ab oder vom Felsen«[24] – Sokrates geht mit überlegener Gelassenheit in den Tod, vergleichbar der Haltung der Heiligen, wie etwa des Thomas Morus, der den Henker bittet, möglichst seinen schönen Bart nicht zu beschädigen. Aber: diese Unangefochtenheit nährt sich aus etwas ganz anderem als aus der Überzeugung, daß der Tod den Kern der Existenz gar nicht betreffen und erreichen werde; sie nährt sich, wie der platonische Sokrates es unumwunden ausspricht, aus der Hoffnung, daß ihm auf der anderen Seite des Todes ein Ort zubereitet sei, an welchem in den Tempeln nicht die Bilder der Götter, sondern die Götter selber wohnen und ihn, den Menschen, in eine wahre Lebensgemeinschaft[25] *[synousia]* aufnehmen werden.

Wenn aber der Mensch es ist, der stirbt, nicht nur der Leib, sondern das aus Leib und Seele gebildete Ganze, dann ist offenbar mit dieser Kennzeichnung des Todes, bereits mit ihr und sozusagen rückwirkend, eine Vorstellung von der inneren Bauform des Menschenwesens und seines leibhaftigen Daseins vorausgesetzt, die auf keinen Fall zutreffend umschrieben werden kann mit den Bildern vom Werkzeuggebrauch, vom Schiffer im Boot oder gar vom Leib als dem Kerker der Seele.
Und diese andere Vorstellung ist in der europäischen Denk-Überlieferung gleichfalls seit je an-

wesend gewesen. Spätestens Aristoteles, Platons großer Schüler, hat die Gegenthese formuliert und begründet, die besagt, nicht die Seele sei der »eigentliche Mensch«, sondern das Seinsgefüge, die Einheit aus Seele und Leib. Und diese These ist dann gleichfalls zum Modell geworden für eine breite Strähne der abendländischen Anthropologie. Als freilich Thomas von Aquin, im Zuge der sogenannten Aristoteles-Rezeption des dreizehnten Jahrhunderts, diese Lehre leidenschaftlich aufnimmt und sie mit völlig neuen, eben christlichen Argumenten verteidigt, da weiß er dennoch zugleich, daß es sich nicht um die Übernahme von etwas Fremdem, von etwas Griechischem und »Heidnischem« handelt, sondern um die Wiedergewinnung eines genuin christlichen, ja biblischen Gedankens. *Homo non est anima tantum*[26]; der Mensch – das ist nicht die Seele allein. Der Mensch ist vielmehr ein von Natur – und das heißt für Thomas selbstverständlich: von Schöpfungs wegen – leibhaftiges Wesen; der Leib gehört mit zu seiner Natur[27]. Aber nicht nur der Mensch, sondern auch die Seele selber muß, von dieser Grundvorstellung her, als etwas in bestimmtem Sinn Leibhaftiges bezeichnet werden. »Die Seele besitzt nicht die Vollkommenheit ihrer eigenen Natur, außer in der Vereinigung mit dem Leibe.«[28]

Diese Vereinigung aber wird, seit Aristoteles, mit einem gleichfalls anschaulichen Bilde charakterisiert, das ihre einzigartige Intensität, ja [beinahe]

Unauflöslichkeit, unmittelbar vor den Blick bringt. Nicht wie der Handwerker mit seinem Werkzeug ist die Seele mit dem Leibe verbunden, noch »wohnt« sie in ihm wie der Schiffer im Boot oder der Gefangene in seiner Zelle; sondern sie ist in ihm so, wie sich mit dem Bröckchen verflüssigten Silbers die ihm eingeprägte Form [Wappen, Bildnis, Adler] zu der einen, so gestalteten Münze verbindet. Die den Leib von innen her prägende Form – das ist geradezu die Definition der Seele: *anima forma corporis.* »Nicht wie der Schiffer mit dem Boot vereint sich die Seele mit dem Leibe, sondern als seine Form.«[29] – Hier wird, zugegeben, zwar ein von Aristoteles exemplarisch zu Wort gebrachter Gedanke aufgenommen; dennoch kann, noch einmal, von »Aristotelismus« keine Rede sein. Es ist, im Gegenteil, mit vollem Recht gesagt worden: die großen Lehrer der Christenheit würden es kaum gewagt haben, den Gedanken von der gänzlichen Seins-Einheit von Leib und Seele bis in die letzte Konsequenz voranzutreiben und durchzuhalten, wenn sie sich darin nicht bestätigt und ermutigt gesehen hätten durch die geglaubte Wahrheit von der »Inkarnation«, die ja, genaugenommen, nicht nur die »*Mensch*werdung« Gottes, sondern seine »*Leib*werdung« besagt.

Thomas von Aquin hat einmal in seinen *Quaestiones disputatae* diesem Gedanken von der seinsmäßigen Zusammengehörigkeit von Leib und Seele eine so extreme Formulierung gegeben, daß die innerste Meinung und Intention, aber auch die letztlich theologische Begründung vollkommen klar zutage tritt. Einer von den Einwänden also, die er sich selber in den Weg des Denkens zu werfen pflegt, besagt das Folgende [ich gebe ihn jetzt zwar völlig sinngemäß, aber etwas frei und mit einer leichten Umorientierung auf unser gegenwärtiges Thema wieder]: Nach dem Tode, im Stande der Glückseligkeit, wird die Seele endgültig vom Leibe befreit sein und ebendarin Gott, dem reinen Geiste, ähnlich. Dies, wie gesagt, ist der Einwand; es ist die von Thomas *abgelehnte* Meinung. Sie kommt einher im versucherischen Prunk [sozusagen] einer sehr »geistigen« und erhabenen Argumentation, die manchem recht plausibel erscheinen wird. Was aber antwortet Thomas? »Die mit dem Leibe vereinte Seele ist Gott ähnlicher als die vom Leibe getrennte, weil jene auf vollkommenere Weise ihre Natur besitzt.«[30] Die Seele also ist, mit dem Leibe verbunden, nicht allein menschlicher, sondern auch gottähnlicher – das ist eine einigermaßen aggressive Formulierung, die sich betont gegen jede Gestalt einer spiritualistischen Anthropologie stellt. Und man begreift es nicht ganz, wie es dahin hat kommen können, daß dieser Ansatz des heiligen Thomas gerade im christlichen Denken und Sprechen vom Menschen so sehr hat in Vergessenheit fallen können, daß die darin enthaltene Einsicht durch die moderne Anthropologie als etwas vermeintlich ganz und gar Unchristliches, als etwas der christlichen Vorstellung vor allem von der Leibhaftigkeit des Menschen geradewegs Widersprechendes wiederentdeckt werden mußte[31].

Die empirische Erforschung der Struktur des menschlichen Daseins, sei sie tiefenpsychologisch oder medizinisch, hat wirklich jenen alten Satz von der *anima forma corporis* tausendfach bestätigt, und sie bestätigt ihn jeden Tag aufs neue – dies freilich nicht nur in einer Richtung. Nicht nur besagt die Bestätigung, daß es in der Tat nichts »rein Geistiges« im Menschen gebe, nichts, das etwa nur Gedanke wäre und ausschließlich intellektueller Vollzug; vielmehr sei da stets zugleich auch Sinnlichkeit und Organfunktion. Nein, der Satz von der Formung des Leibes durch die Seele bestätigt sich in den Befunden der empirischen Anthropologie auch in der anderen Richtung: es gibt nichts im menschlichen Bereich, das »rein materiell«, rein körperlich, rein biologisch [und so fort] genannt werden könnte; vielmehr ist das organische Leben in allen seinen Dimensionen, auch im Vegetativen, mitbestimmt, geprägt, »geformt« von der geistigen Entscheidungsmitte der Person her, durch die freien menschlichen Stellungnahmen zur Welt, vor allem zur sozialen Umwelt.

Wenn man aber solchermaßen die Bauform des leibhaftigen Menschen und seines irdischen Daseins versteht: *anima forma corporis* und *corpus animā formatum;* Leib und Seele nicht allein keine getrennten Wirklichkeiten, geschweige denn wider ihr wahres Wesen zusammengesperrt und aneinander gefesselt; vielmehr beide von Natur, auf Grund der Natur der Seele wie des Leibes, zusammengehörig; beide einander von Haus aus befreundet und aufeinander angewiesen, nicht nur der Leib auf die Seele, sondern auch die Seele, zu ihrem entfalteten Leben, angewiesen auf den Leib – wenn man auf solche Weise die Verknüpfung versteht, kraft deren der Mensch als leibhaftiges Wesen lebt, dann ist man nicht allein außerstande, die Trennung von Leib und Seele, das Sterben also, auch nur versuchsweise als ein Geschehnis zu begreifen, das irgendeine Zone der Existenz unberührt und unbehelligt lassen könnte; nicht allein ist es uns dann unmöglich, den Tod als ein im Grunde konfliktloses Auseinandertreten von etwas ohnehin und seit je Unverbundenem und Geschiedenem zu deuten, gar nicht davon zu reden, daß er uns einfachhin als ein Vorgang der Befreiung erscheinen könnte, und wenn vielleicht doch in gewissem Sinn als Befreiung, dann jedenfalls nicht als die Befreiung aus dem Gefängnis des Leibes... – An diesem Punkt rasch eine Warnung zwischendurch: Das Pauluswort aus dem Römerbrief [7, 24] »Wer wird mich befreien aus dem Leibe dieses Todes?«, das einem hier als Einwand in den Sinn kommen könnte, redet in Wahrheit überhaupt nicht von dem Verhältnis von Leib und Seele, sondern von der Entgegensetzung »Sünde und Heil«. – Nun aber muß der begonnene Satz zu Ende geführt werden. Nicht allein, sage ich, kann, wenn wirklich Leib und Seele zusammen den einen und einheitlichen lebendigen Menschen konstituieren, der Tod nicht unter dem Bilde einer Gefangenenbefreiung gesehen werden oder auch nur als ein sozusagen neutraler Prozeß; sondern er muß, als die Auseinanderreißung von etwas, das von Natur zusammengehört, eine Zerstörung genannt werden, ein Unglück, eine Katastrophe.

Es ist gesagt worden, der pessimistischen Auffassung vom Tode entspreche eine optimistische Beurteilung der Schöpfung, und umgekehrt[32]. Wahrscheinlich ist das nicht eine sonderlich geglückte Formulierung; dennoch bekommt sie einen Zipfel des wahren Sachverhalts zu fassen. Wer den Tod die Befreiung der Seele aus dem Kerker des Leibes nennt, der hat tatsächlich zugleich und zuvor gedacht, daß ihre Einsperrung in den Leib ein Unglück sei. Und wie man weiß, hat Platon wirklich, wiewohl er damit nicht schon alles sagt, was er für Wahrheit hält, die Entstehung des leibhaftigen Menschen in einer kosmischen Allegorie als den Absturz eines reinen Geistwesens in den materiellen Körper beschrieben. – Wer anderseits mit der großen Theologie der Christenheit sich weigert, den gegenwärtigen Zustand des Menschen und der Welt als einen wesentlich uneigentlichen Zustand zu betrachten; wer vielmehr davon überzeugt ist, daß alles, was ist, Gottes Schöpfung ist und also gut, daß ferner die Kreatur selbst, weil sie Kreatur ist, ihren Seinsbestand in seinem Kern nicht anzutasten vermag; wer es sich demnach verbietet, die Leibhaftigkeit des Menschen als das Resultat eines kosmischen Unglücksfalls oder einer angelischen oder selbsteigenen Verschuldung zu verstehen; wem vielmehr auch diese Leibhaftigkeit sich darstellt als etwas, das von Schöpfungs wegen sein »soll« und folglich ganz und gar gut ist – der muß notwendig, im Selben, die Zerstörung der Leib-Seele-Einheit, wie sie im Tode geschieht, ein *malum* nennen, ein Übel, etwas Schlimmes, einen Untergang.

Wenn wirklich das Miteinander und Ineinander von Leib und Seele die Existenz des lebendigen Menschen ausmacht, dann ist die Auflösung dieser Einheit *eo ipso* auch das Ende seiner Existenz. Wenn das Bröckchen Silber seine Prägung verliert, dann ist da keine Münze mehr. Das aus prägender Form und geprägter Materie zur Einheit gewordene Stück Wirklichkeit hört, sobald das Formende, die *forma,* und das Form-Empfangende, die *materia,* sich trennen, genauer gesagt, sobald die Form ihre Prägekraft verliert, einfach auf, zu sein: *desinit esse actu*[33]. Damit spricht Thomas von Aquin in der nüchtern begrifflichen Weise des Scholastikers genau das gleiche aus, was in der Sprache der Heiligen Schrift sich folgendermaßen anhört:

»Hoffnung gibt es für den Baum: wenn er gefällt wird, treibt er wieder...; vom Duft des Wassers sproßt er auf. Wenn aber stirbt ein Mensch, so ist's mit ihm zu Ende; der Mensch verscheidet und ist nun nicht mehr« [Hiob 14, 7ff.]. Im Tode hört das, was man einen »Menschen« nennt, schlichthin auf zu existieren; den »Menschen« im vollen und unabgeschwächten Sinn des Wortes gibt es offenbar nur als ein lebendiges Wesen.

Das ist ein verstörender, aber kaum zu vermeidender Befund, angesichts dessen sogar die Sprache an die Grenze ihrer benennenden Kraft gerät. Wir sprechen zwar zum Beispiel von »dem Toten«; aber wer soll das, genaugenommen, sein? Der entseelte Leib, die Leiche ist offenkundig nicht »der Tote«. – Im platonischen »Phaidon« fragt der praktischgesinnte Kriton den sich zum Sterben rüstenden Sokrates, wie man es halten solle mit seiner Bestattung. Worauf er die großartig-ironische Antwort bekommt: »Oh, macht das ganz so, wie es euch gutdünkt – vorausgesetzt, daß ihr mich überhaupt noch zu fassen bekommt und ich euch nicht inzwischen entwischt bin.«[34] Daran ist eines unbestreitbar richtig: was da begraben oder der Flamme übergeben werden wird, ist nicht Sokrates. – Thomas von Aquin spricht den gleichen Sachverhalt noch weit schärfer aus, in seinem Kommentar zu der Schrift des Aristoteles über Werden und Vergehen[35]. Genaugenommen, so heißt es da, bleibe nach dem Tode nicht allein das leibhaftige Lebewesen selber nicht zurück; es könne überdies auch nur in einer völlig andersartigen Wortbedeutung von den Gliedern des Leibes gesprochen werden; »Fleisch und Knochen« – das zu sagen, sei vielleicht noch sinnvoll möglich; aber von einer »Hand« könne im strikten Sinne schon nicht mehr die Rede sein. Nur eine durchseelte, eine lebendige Hand ist, strenggenommen, überhaupt eine Hand! Das ist eine harte, fast brutale Diktion. Aber sie nötigt sich unnachgiebig auf, sobald man mit allen Konsequenzen den Gedanken akzeptiert, daß der Mensch einzig durch die Vereinigung von Leib und Seele existiert, und daß es folglich, nach ihrer Trennung, den Menschen und also auch etwas im genauen Wortsinn »Menschliches« nicht mehr gibt, unheimlicherweise.

»Irgendwie unheimlich« – so nennt in der Tat ein moderner Theologe[36] die Vorstellung einer vom Leibe getrennten Seele. Und C. S. Lewis[37] hat einmal unter den wenigen Tatsachen, aus denen, so sagt er, vielleicht die gesamte christliche Theologie hergeleitet werden könnte, auch das Faktum genannt, daß den Menschen »die Toten unheimlich sind«, sowohl der entseelte Leib als auch die entleibte Seele, der »Geist«, das Gespenst: »Es ist in Wahrheit so, daß wir diese Scheidung hassen, durch die erst der Begriff des Leichnams wie der des Gespenstes möglich wird. Weil das reale Ding nicht geteilt sein sollte, darum ist uns jeder der Teile, in die es nun zerfällt, unheimlich und furchterregend.«

Wie aber ist es mit der abgeschiedenen Seele? Ist nicht sie »der Tote«? – Es ist noch zu früh, hiervon des näheren zu sprechen. Immerhin ist schon jetzt zu bedenken zu geben, daß die überlieferte christliche Theologie und Anthropologie zum mindesten zögert, hier den Namen »Mensch« zu gebrauchen[38], und daß zum Beispiel Thomas von Aquin[39] von der *anima separata* ausdrücklich sagt, sie könne nicht »Person« genannt werden. – Auf keinen Fall jedoch, das ist auch in diesem Stadium der Erörterung schon klar, kann die Unzerstörbarkeit der Seele so gedacht werden, daß nach dem Sterben dieser Teil von uns selbst einfachhin »fortlebe« und »weiterexistiere« – einfachhin, das will sagen, als sei der Tod an ihr »schonend vorübergegangen«[40] und habe sie gar nicht berührt. Ein solches Hinweg-Interpretieren der Realität des Todes, das die metaphysische Einheit der menschlichen Person ignorieren zu können meint, und eine solche trügerische »Bewältigung« des Todes[41] sind uns heute übrigens auch kaum noch möglich; so etwas gerät uns nicht mehr; wir bringen es schlichthin nicht länger zustande. Dazu reden die Funde, welche die empirische Erforschung des Menschenwesens zutage gefördert hat, eine zu deutliche Sprache. Eher könnte uns dann schon die materialistische Deutung plausibel erscheinen. Ich finde es wirklich äußerst bedenkenswert, daß der von seiten der evangelischen Theologie angemeldete »christliche« Protest gegen jene idealistische Verharmlosung des Todes gleichfalls nahezu materialistisch klingt. Weder das eine noch das andere freilich erscheint mir sinnvoll möglich.

Immerhin kommt hier sehr genau die eigentliche Schwierigkeit an den Tag, mit der eine heutige, wirklich moderne Durchdenkung des Problems von »Tod und Unsterblichkeit« es unvermeidlich zu tun bekommt. Die Schwierigkeit besteht darin, einerseits die Argumente des Materialismus völlig ernst zu nehmen [was nicht heißt, sie zu akzeptieren!] und anderseits dennoch die Wahrheit von der Unzerstörbarkeit der geistigen Seele nicht preiszugeben.

IV

Im Tode des Menschen geschieht, so haben wir gesagt, eine Zerstörung, eine Sprengung, etwas Gewaltsames und Katastrophisches – weil in ihm etwas von Natur und von Schöpfungs wegen Verbundenes getrennt wird. Offenbar heißt das soviel, wie daß im Sterben ein, jedenfalls vom Menschen selber her gesehen, sinnwidriger Einschnitt geschehe, etwas allem naturhaften Drang gerade auch des menschlichen Bewußtseins strikt Entgegengesetztes – und insofern also etwas nicht nur nicht Natürliches, sondern etwas geradezu Naturwidriges.

Hier freilich stockt man. Läßt sich das so einfachhin und ohne Einschränkung behaupten? Ist wirklich der Tod wider die Natur [des Menschen]? Es ist schon einmal davon gesprochen worden, daß, wer darauf mit einem glatten Ja oder Nein antworten wollte, sich schon nicht mehr im Einklang befände mit der inneren Erfahrung des Menschen. Man muß sich hier, im Gegenteil, auf eine äußerste Komplikation gefaßt machen; die Komplikation hat ihren Grund im Sachverhalt selbst; sie hat damit zu tun, daß natürlicherweise im Verständnis dessen, was im Tode geschieht, alle den Menschen betreffenden Fragen wie in einem Brennpunkt sich sammeln und verknoten – und zwar nicht allein die Frage nach der Natur des Menschen, sondern auch die nach seiner Geschichte, nach den *pathémata anthrópou*, wie Platon sagt, nach dem, was mit dem Menschen, seit dem Urbeginn seiner geschichtlichen Existenz, passiert und was ihm widerfahren ist. Der Leser des platonischen *Symposion* wird sich dessen erinnern, daß die Worte *pathémata anthrópou*[1] aus der Eros-Rede des Aristophanes stammen. Ihr begreift schlechterdings nichts von den Dingen des Eros, so sagt er, wenn ihr nicht die Widerfahrnisse des Menschen bedenkt – womit er, wie sich dann zeigt, vor allem den urzeitlichen Absturz des Menschen meint, den schuldhaften Verlust seiner heilen Urgestalt. Dies gleiche aber gilt auch vom Denken und Reden über den Tod. Wer immer philosophierend die fundamentalen Existenzsachverhalte erörtert, kann sich nicht davon dispensieren, auch das in solchen »mythischen« Erzählungen Gemeinte zu bedenken.

Ist also der Tod etwas »Natürliches«? – »Natürlich« ist etwas nicht schon deswegen, weil es durchschnittlich und regelmäßig geschieht. »Der Tod kann kein Übel sein, da er etwas Allgemeines ist« – diese Gesprächsäußerung Schillers[2] hört sich zwar zunächst recht plausibel an; aber sie hätte nur dann irgend begründende Kraft, wenn das, was allenthalben und »allgemein« sich zuträgt, *eo ipso* auch »natürlich« wäre. »Natürlich« heißt: mit der Natur – in unserem Fall: mit der Natur des Menschen – gegeben, zu ihr passend und stimmend, ihr entsprechend; übereinstimmend auch mit dem, was die Natur »will«. – Die Frage lautet demnach so: Wie kann der Tod etwas Natürliches sein, wenn doch zugleich der aus allen Kräften des Menschenwesens genährte Widerstand gegen ihn, die Furcht vor dem Sterben und der Widerwille gegen den Tod offenbar ebenfalls natürlich sind?

Es gibt hier mehrere Möglichkeiten einer Antwort, die wir *nicht* in Betracht ziehen können. [Freilich: »wir« – wer ist damit gemeint? Darauf antworte ich: gemeint sind die Christen oder, genauer ausgedrückt, die aus der Denk-Tradition des Abendlandes geistig existierenden Menschen. – Es ist hier, wie bereits gesagt, ein Punkt der Erörterung erreicht, an dem man es, dieweil es sich um »letzte« Fragen handelt, nicht mehr vermeiden kann, gleichfalls »letzte« Stellungnahmen ins Spiel zu bringen – es sei denn, man verzichte überhaupt darauf, irgend etwas ins Gewicht Fallendes zu sagen.] Unter den offenkundig für »uns« nicht diskutierbaren Antworten wäre an erster Stelle die Sartresche These zu nennen, es sei unsinnig, von »natürlich« wie von »nicht-natürlich« überhaupt zu reden, weil es eine menschliche Natur gar nicht gebe[3], weswegen »zunächst einmal der absurde Charakter des Todes festzustellen« sei[4]. Dazu bleibt freilich anzumerken, daß einer möglicherweise diese Überzeugung von der Sinnlosigkeit alles Faktischen auch wortlos und unformuliert hegen kann, resigniert oder verbissen, höhnisch oder dumpf; und vielleicht ist das weit häufiger der Fall als man denkt. – Eine andere Auskunft über die Bedeutung des Todes im Ganzen der Existenz besagt, daß zwar der Weltlauf im Großen durchaus sinnvoll sei, daß aber der Mensch, in seinem irdisch-leibhaftigen Leben, sich in einem uneigentlichen, verkehrten Zustand befinde, den er erst im Sterben überwinde und hinter sich lasse – so daß man eigentlich den im Sterben sich ängstigenden Menschen aus seiner Selbsttäuschung befreien und ihm zurufen sollte: »Du hörst auf, etwas zu sein, welches du besser getan hättest nie zu werden«[5]; »wir sind im Grunde etwas, das nicht sein sollte: darum hören wir auf zu sein«[6]. Die beiden letzten Sätze stammen von Arthur Schopenhauer. Man fragt sich angesichts dieser gleichfalls für »uns« schlechterdings unannehmbaren Auskunft, auf Grund von was und von welchem möglichen Standort aus so etwas wohl überhaupt mit Fug behauptet werden könnte: der leibhaftige Mensch etwas im Grunde Nicht-seinsollendes und also der Tod etwas gerade Sein-sollendes, etwas »Natürliches« dann auch, sofern er das wahre Sein des Menschen erst freisetzt? Jedenfalls ist diese Deutung des Todes, die sich übrigens von der des Platonismus nicht allzu weit entfernt, undenkbar für den, der den Menschen als ein von Natur und Schöpfungs wegen leibhaftiges Wesen versteht. Für ihn ist das Sterben nicht die Zerstörung eines trügerischen Anscheins noch einer sinnlosen Beengung; es ist einfach die Zerstörung des wirklichen Menschen.

Könnte aber nicht möglicherweise auch sie etwas Natürliches sein? Daß die Kräfte des Leibes sich verbrauchen und erschöpfen; daß die Substanz des Lebens sich abnutzt und verschleißt, daß die Blutgefäße unelastisch werden, das Herz müde [und so fort] – ist dies alles nicht durchaus natürlich? Gehört das Sterben nicht einfach zum normalen Lebenslauf eines jeden Organismus? Max Scheler[7] zitiert in seiner Abhandlung über »Tod und Fortleben« die Definition des großen Zoologen Karl Ernst von Baer: »Lebewesen heißen solche Dinge, die sterben können«.
Haben also nicht doch die alten Stoiker recht: »Nimm die Sache nicht schwer. Drücke dich so aus, wie es sich wirklich verhält: Es ist an der Zeit, daß die Materie sich wieder auflöse in die Bestandteile, aus denen sie sich zusammengesetzt hat.«[8]? In dieser noblen Haltung zum Tode, die immer wieder einmal zu imponieren vermag [wie übrigens fast alles an der Stoa, auch an ihrer modernen Gefolgschaft]; in dieser so hochgemuten Mannhaftigkeit, welcher der Tod, so scheint es, »nichts ausmacht« [man folgt einfach, indem man vielleicht sogar Hand an sich selber legt, dem »Rückzugssignal der freundlichen Natur«] – in alledem ist nur eines problematisch und verdachterregend:

das ist die geheime Verkrampftheit. Im Grunde handelt es sich doch um eine Haltung wider die Natur.

Die »natürliche Natur« des Menschen bekundet sich offenbar weit eher in der mit großer Selbstverständlichkeit geäußerten Meinung des schlichten, durchschnittlichen Verstandes, wonach der Tod nicht nur ein Übel ist, sondern das Schlimmste, das uns überhaupt begegnen kann. Auch diese Meinung läßt sich zwar leicht auf solche Weise zu einer prinzipiellen These radikalisieren, daß sie falsch wird. Dennoch weiß jeder sich im Recht, wenn er sich nicht darin beirren läßt, daß »jemandem den Tod wünschen« nicht heißt, ihm etwas Gutes wünschen, sondern etwas Böses.

Und diese mehr instinktive Überzeugung des einfachen Menschen findet eine klare Bestätigung auch in der theologischen Reflexion. »Der Tod des Menschen ist erschreckend und rätselhaft, mag er naturwissenschaftlich noch so plausibel sein. Denn der Tod ist Untergang dessen, was auf Leben hin ist« – so Hermann Volk[9]. Und Romano Guardini in seiner Schrift über die Letzten Dinge: »Das Brot ist in sich sinnvoll, das Licht, die Wahrheit, die Liebe – der Tod des Menschen nicht«; »der Tod ist weder ›der trauliche Einfall der Erde‹, den R. M. Rilke, noch die Gipfelung des Lebens, die Hölderlin in ihm sieht, noch irgend etwas der Art sonst ... Er kommt nicht aus der Notwendigkeit des menschlichen Daseins.«[10] Der evangelische Theologe Oscar Cullmann[11] nennt den Tod geradeheraus etwas »Unnatürliches«, ja »Abnormes«, und sagt, vom Neuen Testament her gesehen, würde er es »nicht wagen, mit Karl Barth... von einem ›natürlichen Sterben‹ zu sprechen.«

Übrigens gibt es, wie zwischendurch angemerkt sei, auch bei Goethe, wenn er in vollem und sozusagen existentiellem Ernst spricht, Äußerungen, in denen er all das Schöngesagte zu vergessen scheint, das sich sonst bei ihm findet [»Eingehen in den Äther« oder der Tod »ein Kunstgriff des Lebens, viel Leben zu haben«]. Dann heißt es etwa: er dürfe gar nicht daran denken, was in seinem eigenen Tode zerstört werde[12]; selbst wenn das Leben »nichts mehr wert ist«, seien wir »nicht darauf eingerichtet«, es zu verlassen[13]; man könne den Tod einfach nicht für möglich halten; immer trete er »als etwas Unglaubliches« ein, »eine Unmöglichkeit, die plötzlich zur Wirklichkeit wird«[14].

Doch sollte hier zunächst die Auskunft der großen christlichen Theologie zu Wort gebracht sein. Diese Auskunft aber, die niemand mißverstehen kann, besagt: »Unter allen menschlichen Übeln ist das schlimmste der Tod«[15]; er ist »das Äußerste allen menschlichen Leides«[16]; durch ihn wird dem Menschen »das am meisten Liebenswerte geraubt: Leben und Sein«[17]. So Thomas von Aquin, der sich mit diesen drastischen Sätzen, so scheint mir, klar auf die Seite des Realisten und Materialisten Ludwig Feuerbach stellt und gegen die idealistische

Falschmünzerei, die den leibhaftigen Tod in etwas nur Scheinbares umzufälschen versucht. Wenn freilich Feuerbach im weiteren sagt, gegen das Übel des Todes sei kein Kraut gewachsen, »auch nicht auf dem Mist der Theologie« [18] – so würde Thomas ihm wohl nur zögernd beipflichten. Immerhin ist auch er davon überzeugt, daß der Tod nicht durch Denken überwunden wird, auch nicht durch theologische Reflexion, sondern, wenn überhaupt, dann durch etwas Reales, durch das Leben selbst.

Noch immer aber ist die Frage offen: Wenn der Tod etwas Nicht-Natürliches ist, ein Übel, etwas, das nicht sein sollte – wie kann er dann zugleich etwas dennoch, vorsichtig formuliert, Nicht-Sinnloses sein? Als seinem Freunde die Braut stirbt, schreibt der junge Hölderlin [19]: »Gott ... mag es mir verzeihen – ich begreife den Tod nicht in seiner Welt!« Von genau dieser Ausmessung ist in der Tat der Horizont der Frage, die sich hier stellt.

Das ist der Punkt, von einer sehr genauen, aber auch schwer zu fassenden Auskunft zu sprechen, welche in dieser Sache die heilige Überlieferung der Christenheit, und nicht allein sie, bereithält. Daß nämlich etwas nicht-natürlich, ja naturwidrig sein könne und dennoch zugleich im Ganzen des konkreten Daseins notwendig und unentbehrlich; ein Verlust, aber gleichwohl heilend; etwas Schlimmes, das, gerade indem es uns drückt und plagt, gut für uns ist – diese merkwürdige Struktur einer

Verknüpfung des anscheinend Unvereinbaren findet sich nur in einem einzigen Falle verwirklicht: im Begriff und in der Realität der *gerechten Strafe!* Und eben das besagt jene Auskunft in der Tat: der Tod ist über den Menschen verhängt als Strafe.

Jedermann erfährt es an sich selber, wie sehr eine solche Vorstellung unser Denken zunächst einmal ratlos macht, wofern wir uns überhaupt auf sie einlassen und den Gedanken nicht als etwas einfachhin Unerträgliches und Empörendes von uns weisen. Es ist ja fast schon der Begriff der Strafe überhaupt, den wir im Grunde als unzumutbar betrachten. Nietzsche kann hier durchaus für den Menschen dieser Zeit stehen, wenn er von dem »Schmutz der Worte Rache, Strafe, Lohn, Vergeltung« spricht[20] und wenn er unter den von ihm proklamierten »Neins« als erstes die Kampfansage gegen die Begriffe »Schuld« und »Strafe« nennt[21]: »Mein Programm: Beseitigung der Strafe«[22]. Ehedem, so sagt er, sei der Gedanke »der sühnenden Kraft der Strafe« noch mächtig gewesen; »die Strafe reinigt: in der modernen Welt befleckt sie«[23]. »Im Altertum [gab es] wirklich noch Unglück, reines unschuldiges Unglück; erst im Christentum wird alles Strafe«[24] – sogar der Tod!

Was nun freilich Nietzsches Vorstellung vom »Altertum« betrifft, so beruht sie bekanntlich auf einer, gelinde gesagt, romantischen Umdeutung des historischen Befundes. Der Tod als Sühneleistung – das steht zum Beispiel schon in dem berühmten, fragmentarisch überlieferten Spruch des Milesiers Anaximander, zweihundert Jahre vor Platon, zu lesen: »Woraus die Dinge entstehen, darein vergehen sie auch mit Notwendigkeit: denn sie zahlen einander gerechte Strafe und Buße für ihre Ungerechtigkeit, nach der Ordnung der Zeit[25].« Und auch Platon selber läßt den Aristophanes in seiner Symposion-Rede die ganze Misere des geschichtlichen Daseins als Strafe verstehen[26], als die Folge einer urzeitlich geschehenen Verschuldung, einer Verfehlung also, die der jetzige Mensch nicht selber begangen hat, die ihm vielmehr mitsamt ihren Folgen zugefallen ist.

Immerhin bleibt es, scheint mir, unbestreitbar, daß solche Vorstellungen dem modernen Bewußtsein zunächst einmal fremd sind. Und nicht allein dagegen sträuben wir uns, den Gesamtzustand der geschichtlichen Menschheit durch eine weiterwirkende urzeitliche Schuld und Strafe bestimmt zu sehen; sogar im konkreten Gemeinleben bringen wir es kaum zustande, den Begriff »Strafe« in seiner vollen Schärfe zu realisieren, weder im Denken noch in der Praxis. Man braucht, um das zu sehen, nur ein wenig die öffentliche Diskussion über die Reform des Strafrechts zu verfolgen oder auch die Streitgespräche der Pädagogen über den Sinn und den Widersinn der erzieherischen Strafe; obwohl die Argumente, die das Wesentliche der Strafe nicht in der Sühne sehen, sondern in den

Elementen der Besserung, der Vorbeugung oder der Abschreckung, gleichfalls im europäischen Denken seit Jahrtausenden anwesend sind. Bereits Seneca[27] hat gesagt, nicht weil eine Verfehlung geschehen ist, sondern damit keine neue geschehe, werde die Strafe verhängt. Natürlich haben solche Gedanken völlig recht. Nur sollte in bezug auf einen Punkt Klarheit herrschen: Bessern, Vorbeugen und Abschrecken sind eine Sache, und Strafen ist eine andere Sache. Aber es handelt sich jetzt nicht allein um die Korrektheit der begrifflichen Abgrenzung und der Namengebung, sondern darum, daß eine Abschreckungsmaßnahme [zum Beispiel], durch welche, wie die juristische Definition lautet, »der Betroffene eine Einbuße erleidet«[28], einfachhin Unrecht wird, es sei denn, sie könnte auch als Strafe im strikten Sinn gerechtfertigt werden. »Was kann unmoralischer sein als mir, um der Abschreckung anderer willen, Leiden aufzulasten, wenn ich es nicht verdiene? Und was kann gewalttätiger sein als mich einzusperren und mich ohne meine Zustimmung einer wenig angenehmen Besserungsprozedur zu unterwerfen, es sei denn, noch einmal, ich hätte es verdient?«[29]

Was also heißt »Strafe im strikten Sinn«? – Natürlich soll hier keine allgemeine Theorie der Strafe entfaltet werden; das ist weder möglich noch auch notwendig. – Von zwei Begriffselementen allerdings muß die Rede sein, die übrigens von jedermann völlig selbstverständlich mitgedacht werden, wenn er im spontanen, lebendigen Sprechen »Strafe« sagt.

Das erste ist, daß in der Strafe dem Betroffenen von außen her etwas widerfährt, etwas Unerwünschtes, etwas Schlimmes, ein Übel, das dem Wollen zuwider ist – vielleicht nicht nur dem Wollen des Gestraften, sondern in gewissem Sinn auch dem des Strafenden selbst. *Poena* und Pein sind das gleiche Wort. – Das zweite, weit entscheidendere begriffliche Merkmal der Strafe ist ihre Beziehung zu einer vorausliegenden Schuld. Strafe ist wesentlich Antwort[30]; sie ist etwas von Natur Zweites, etwas Nachgeordnetes[31]. Nicht nur muß ihr überhaupt eine schuldhafte, zurechenbare Verfehlung vorausgegangen sein; sondern sie selber, die Strafe, muß auch in ihrem Wie und Wieviel dem Ausmaß und der Art der Schuld entsprechen. Eine »ungerechte Strafe« – das ist fast schon ein Widerspruch in sich selbst. Strafe ist entweder gerecht oder sie ist überhaupt nicht Strafe. Sondern was? Sondern ein Zornausbruch, ein Racheakt, eine Mißhandlung, eine Gewalttat. – Wer aber dem Beieinander jener beiden Begriffselemente auf den Grund geht, dem zeigt es sich eines Augenblicks, daß wirklich die Strafe notwendig beides zugleich sein muß: etwas Schlimmes, das zugleich gerecht ist; ein Übel und dennoch ein Gut, weit weniger sogar ein Übel als ein Gut. *Puniri non est malum*[32]; obwohl uns die Strafe schmerzt und uns eines Gutes beraubt, ja *indem* sie solches tut, ist sie, aufs Ganze gesehen, nicht etwas Schlimmes, sondern etwas Gutes[33].

Natürlich darf man diesen Gedanken nicht auf die Spitze treiben; dann geriete man rasch ins Irreale. Die Alten jedenfalls haben sich, indem sie das Unheil in der Welt bedachten, durchaus an das für jedermann Handgreifliche gehalten und selbst die göttlichen Strafen ein Übel genannt, das man zwar hinnehmen und ertragen solle, das man aber nicht, wie sonst das Gute, zu lieben vermöge[34]. Im übrigen freilich muten sie uns zu, alles Schlimme in der Welt des Menschen, wofern es nicht Schuld und Sünde sei, als Strafe zu verstehen. Es gebe, so jedenfalls ist es in der abendländischen Denk-Tradition mindestens seit Augustinus immer wieder gesagt worden[35], im Bereich der geistigen Kreatur nur zwei Gestalten des Bösen: Schuld und Strafe; das Böse, das wir tun, und das Böse, das wir erleiden; das Böse, das mit unserem Willen, und das Böse, das gegen unseren Willen geschieht. – Die Zumutung liegt in der Ausschließlichkeit dieser Unterscheidung; eine dritte Möglichkeit, das wird behauptet, gibt es nicht. Herausgefordert ist vor allem unser Sinn für Gerechtigkeit: Ist nicht die Welt, wohin man nur blickt, voller Leiden, die gerade den offenkundig Unschuldigen widerfahren? Wieso aber können sie dann Strafe sein? Strafe wofür? Wie steht es um das Leid, das die Unmündigen trifft? Und vieles andere noch könnte hier eingewendet werden. – Nun, ich habe nicht im Sinn, mich einfach mit jener alten Unterscheidung zu identifizieren; ich bin zu tief davon überzeugt, daß wir es hier mit dem abgründigsten Rätsel des Daseins überhaupt zu tun haben, für das wahrscheinlich der zutreffendere Name »Geheimnis« wäre – worüber allerdings Augustin und Thomas von Aquin sich gleichfalls keinen Augenblick getäuscht haben werden. Immerhin würde ich gegen die eben formulierten Einwände das Folgende zu bedenken geben: Reden wir einmal nicht vom Leid der anderen; unterdrücken wir einmal, für einen Augenblick, was laut herauszusagen wir uns aufgefordert fühlen angesichts des Bösen, das den Unschuldigen widerfährt. Versuchen wir statt dessen zwei Fragen zu beantworten. – Erste Frage: Wie haben große Menschen, womit ich jetzt nicht die Tüchtigen und Erfolgreichen meine, nicht die Experten in der Kunst, sich einzurichten und sich durchzusetzen in der Welt, auch nicht die genialen Forscher und Künstler, sondern die, welche das Menschliche exemplarisch verwirklicht haben, und die, denen wir die völlig zutreffenden, wahren Existenz-Antworten zutrauen – wie haben diese menschlich Großen [Sokrates, Franz von Assisi, Gandhi] das ihnen widerfahrene, gerade auch das ihnen von Menschen angetane Böse begriffen und aufgenommen? Ist einer darunter, der es als eine im letzten ungerechte Zuteilung verstanden hätte?[35a] – Zweite Frage: Wenn uns selber etwas

Schlimmes, etwas, wohl zu bedenken, faktisch unabwendbar Schlimmes widerfährt – wie müßte, nach unserer eigenen letzten Überzeugung, die »richtige« Antwort darauf lauten? Annahme oder Rebellion? Hat nicht vielleicht doch jedermann ein geheimes Wissen davon, daß ihm niemals ganz und gar Unrecht geschieht?

Im Ganzen dieser Konzeption nun, die ich, wie gesagt, nicht formell zu verteidigen gedenke, besitzt klarerweise die Deutung des menschlichen Sterbens als einer von Gott verhängten Strafe einen besonderen Rang; und sie hat zweifellos, unabhängig von der Gültigkeit jener generellen These über Schuld und Strafe, ihre eigene Dignität. Zwar bedarf, wie sich zeigen wird, der Gedanke vom Strafcharakter des Todes noch einer weit genaueren Präzisierung. Immerhin sind auch schon jetzt einige Folgerungen formulierbar geworden.

Wenn wirklich der Tod Strafe ist, dann ist in ihm, in eben demselben Maße wie er das ist, etwas, das sein soll, etwas Gutes also; dann ist er jedenfalls nicht etwas ganz und gar Schlimmes – weil und sofern nämlich durch die Strafe etwas »wieder gut gemacht« und in Ordnung gebracht wird, etwas Vorausliegendes, das auf keine Weise sein sollte. Niemals könnte ja von der Schuld gesagt werden, es sei in ihr, unter einem bestimmten Aspekt, etwas Nicht-Schlimmes. Mag sein, daß eine schuldhafte Verfehlung in der Folge dennoch »zum Guten ausschlägt«, daß sie Anlaß für etwas Ersprießliches wird oder daß, wie wir sagen, Gott sie zum Guten wendet; in diesem Sinn ist sogar, und wahrhaftig nicht beiläufig, von einer *felix culpa* gesprochen worden, von einer heilbringenden Schuld. Aber in sich selbst ist das *malum culpae* etwas von Grund auf Nicht-sein-sollendes; gerade hierdurch unterscheidet es sich vom *malum poenae,* zu dessen Begriff es gehört, daß in ihm, in der Strafe selbst, von Natur etwas Gutes ist. Freilich wird dieses Gute nicht von selber und nicht in jedem Falle realisiert; es wird allein dem zuteil, der das *malum* in der Strafe, das Schlimme und Bittere daran, in seinem Herzen akzeptiert.

Dies Schlimme und Bittere will also durchaus gesehen und »geschmeckt« sein. Der Tod ist nicht ein neutrales Naturgeschehen und erst recht keine Befreiung der Seele aus der Gefangenschaft des Leibes, sondern er ist die gewaltsame Zerreißung einer lebendigen Einheit, die Zerstörung des wirklichen Menschen. Das Bittere, das *malum,* das Nicht-sein-sollende des menschlichen Sterbens liegt aber nicht allein und vielleicht nicht einmal primär in dem Schmerz und der Angst, die damit über den Menschen kommen, sondern vor allem in der tiefen Unstimmigkeit, die der Tod für den erkennenden, nach dem Sinn des Daseins fragenden Verstand bedeutet, für den Menschen als geistige

Person. Die äußerste Bitterkeit des Todes erfährt der Erkennende erst darin, daß er sich im Recht weiß zu sagen, »der ganze Stand der Dinge«, auf Grund dessen der Mensch sterben muß, sei »nicht in Ordnung« [36]. Und er ist ja in der Tat im Recht – wenn doch der Tod die Folge von etwas ist, das nicht sein sollte.

Zahllose Zeugnisse ließen sich zusammentragen, in denen dieser Einspruch gegen das Unbegreifliche, ja gegen das Unmögliche des dennoch Tag für Tag Geschehenden zum Ausdruck kommt. Sigmund Freud [37] hat die knappste Formulierung gefunden: »Im Grunde glaubt niemand an seinen eigenen Tod«. Karl Jaspers: »Wir können den Tod gleichzeitig im allgemeinen wissen, und doch ist etwas in uns, das ihn instinktmäßig nicht für notwendig und nicht für möglich hält.« [38] Schopenhauer [39] spricht den gleichen Sachverhalt so aus: »Es ließe sich fragen, wie weit denn jeder, in seinem Herzen, wirklich an eine Sache glaube, die er sich eigentlich gar nicht denken kann; oder ob nicht vielleicht ... der eigene Tod uns im Grunde die fabelhafteste Sache von der Welt sei.« Der Tod ist für den Menschen, so sagt Jacques Maritain [40], »nicht so sehr etwas Erschreckendes, als vielmehr etwas Unverständliches ..., eine Vergewaltigung, eine Beleidigung, ein Ärgernis«. Erstaunlicherweise ist das eine Formulierung, die nicht bloß, wie man meinen könnte, der differenzierten Sensibilität des modernen Intellektuellen naheliegt; sie kehrt na-

hezu wörtlich wieder in dem, was die Ethnologen von den Maori auf Neuseeland berichten, denen gleichfalls der Tod erscheine als eine entehrende Sache und eine Entwürdigung des Menschen[41].
Dies alles aber ist, wohl zu bedenken, nicht als der Ausdruck eines bloßen Nicht-Begreifens gemeint. Nein, hier wird die positive Überzeugung ausgesprochen, daß im Sterben des Menschen etwas von Grund auf Unangemessenes geschehe, etwas, das so nicht »gedacht« gewesen sein kann. Außerdem handelt es sich über das bloß »Theoretische« und sozusagen »Akademische« von Wissen und Ahnen hinaus, um eine Stellungnahme; deutlicher gesagt, es handelt sich um so etwas wie Protest. Es ist Karl Rahner, der in diesem Zusammenhang das Wort »Protest« verwendet, obwohl es gerade hier auch mißdeutet werden könnte. »Der Tod ist das Allgemeinste« – so beginnt die Passage in Rahners Essay »Zur Theologie des Todes« [aus dieser »Allgemeinheit« hat, wie schon erwähnt, Schiller geschlossen, folglich könne der Tod kein Übel sein; eben dies aber leuchtet im Grunde niemandem ein!]: »Der Tod ist das Allgemeinste, und jeder Mensch erklärt, es sei natürlich und selbstverständlich, daß man sterbe. Und doch lebt in jedem Menschen ein geheimer Protest...«[42] Auch Karl Rahner verwahrt sich dagegen, diesen Protest einfachhin als den Ausdruck des vitalen Lebenswillens zu verstehen; damit werde das Problem verfälscht[43].

Das »Problem« besteht, kurz gesagt, darin, daß wir allen Erfahrungsbeweisen und Argumenten zum Trotz, wonach alles, was geboren wird, wieder vergeht und stirbt, dennoch unbeirrbar davon überzeugt bleiben, daß der Tod des Menschen etwas nicht einfachhin »Natürliches« sei. Karl Rahner[44] ist der Meinung, dieser Widerspruch könne mit den gedanklichen Mitteln einer »metaphysischen Anthropologie« nicht erklärt werden. Dem stimme ich ohne Vorbehalt zu, wofern er damit eine »rein« philosophische, sich methodisch gegen die vorphilosophische, »heilige« Überlieferung abschließende Lehre vom Menschen meint [die ich freilich gerade als möglicherweise *un*philosophisch betrachten würde]. Ebendeswegen habe ich die »theologische« Auskunft zu bedenken gegeben, welche besagt, das menschliche Sterben habe den Charakter einer Strafe – eine Auskunft, die sich in der heiligen Überlieferung auch der außerchristlichen Menschheit findet.

Wer nämlich »Strafe« denkt und sagt, der hat zugleich schon gedacht und gesagt: etwas Nicht-Natürliches. Es gehört einfach zum Begriff der Strafe wie auch des Lohnes, der Belohnung, daß beide etwas aus der Reihe Fallendes sind, daß sie nicht auf der Linie dessen liegen, was sowieso und regelmäßig geschieht, entsprechend der Natur der Sache selbst. Ich kann nicht meiner Sekretärin ihr reguläres Gehalt auszahlen und sagen, das sei zugleich die Belohnung für die ganz besondere Sorgfalt, die sie im letzten Monat bewiesen habe. Für die Strafe gilt genau das gleiche. Das an Adam gerichtete Wort der Genesis [2, 12]: »Du sollst des Todes sterben« hätte als Strafandrohung keinen Sinn, es wäre, wie Thomas von Aquin[45] sich ausdrückt, vergeblich gesprochen worden *[frustra diceretur]*, »wenn der Mensch kraft der Einrichtung seiner Natur ohnehin unter der Notwendigkeit stünde, zu sterben.«

Hier nun könnte, ein wenig voreilig zwar, wie sich noch zeigen wird, aber immerhin begreiflicherweise ein sehr prinzipieller Einwand vorgebracht werden. Der Einwand lautet so: Seit Adam sterben die Menschen ausnahmslos. Ferner ist der Tod offenkundig eine den Menschen tief betreffende Sache, er ist ein Geschehnis, das den Kern der Existenz berührt. Wenn du nun behauptest, der Tod sei Strafe und also etwas Nicht-Natürliches, nicht schon *eo ipso* gegeben mit der »Einrichtung« der menschlichen Natur, und das heißt doch wohl, er sei etwas, das nicht geschähe, wäre nicht zuvor, vor dem ersten Menschentode, etwas passiert, genauer gesprochen, etwas Bestimmtes getan worden – wenn du dies sagst, hast du dann nicht zugleich den Zustand der geschichtlichen Menschheit insgesamt für einen im Kern und von Grund auf uneigentlichen Zustand erklärt? Behauptest du also nicht, aufs Ganze gesehen, genau das gleiche, was auch, wenn nicht Platon selber, so doch der

Platonismus sagt, daß nämlich die Verfassung des leibhaftigen Menschen insgesamt, ja der Mensch selber nichts sei als das Resultat eines großen kosmischen Unglücks? Sagst du nicht, wie Schopenhauer[46], gleichfalls: »Wir sind im Grunde etwas, das wir nicht sein sollten: darum hören wir auf zu sein«? Stehst du also nicht im Widerspruch mit dir selbst, nachdem du doch all diese Konzeptionen ausdrücklich als für »uns« unannehmbar abgelehnt hast, für uns, das heißt, für die Christen, welche die Welt und den Menschen als *creatura* verstehen? Hast du nicht gesagt: wir weigern uns zu glauben, die Welt oder der Mensch befinde sich in einem prinzipiell uneigentlichen Zustand; diese leibhaftige, vor Augen liegende Welt ist gut, weil sie Schöpfung ist? – So etwa denke ich mir den Einwand.

Die Antwort darauf, das ist klar, kann nicht einfach sein – wofern das, was zu sagen möglich ist, überhaupt zu einer Antwort hinreicht.

Was zunächst den Platonismus betrifft und seine Meinung, der ganze Zustand des gegenwärtigen Menschen sei die Folge einer Verfehlung, einer im Ur-Anfang der Geschichte geschehenen Schuld; eine Meinung übrigens, die möglicherweise unter den unerwartetsten terminologischen Verkleidungen auftreten kann, auch da, wo weder von Platon noch, wie im Falle Schopenhauers, von Buddha ein Hauch zu spüren ist [so frage ich mich, ob nicht zum Beispiel der fast schon mythologisch zu nen-

nende Gebrauch, den der weltanschauliche Marxismus von dem Begriff der »Entfremdung« macht, im Grunde das gleiche meint; der junge Marx jedenfalls hat diesen Terminus nicht viel anders verstanden, als daß er der Name sei für den Verlust der Übereinstimmung des Menschen mit seinem wahren Wesen, welcher Verlust außerdem zweifellos auf eine Schuld zurückzuführen sei; freilich – auf was für eine und auf wessen Schuld?] – nun, wahrscheinlich muß man sagen, diese ganze Welt- und Daseinsdeutung sei zwar falsch, aber doch nicht ohne Grund, nicht ohne Fundament und realen Anlaß in der Wirklichkeit des Menschen; ein Irrtum zwar, aber beruhend vielleicht auf einer tieferen Einsicht in das, was ist, als manche flache Korrektheit. Die großen, unausrottbaren Häresien pflegen sich, wie ich überzeugt bin, gerade an einem solchen Wahrheitskern zu kristallisieren; es ist kaum anzunehmen, daß sie aus einer totalen Verfehlung des Sachverhalts entstanden sein sollten. So daß es also, in der Auseinandersetzung mit solchen »großen« Irrtümern, auf etwas ganz anderes ankäme als darauf, sie »abzutun« und sie zu »widerlegen«, nämlich darauf, das in ihnen enthaltene Gran von Wahrheit zu retten und zu bewahren – worin sich in der Tat seit je die Kraft wirklicher geistiger Überlegenheit erwiesen hat.

Dennoch, dabei bleibe ich, die These vom prinzipiell uneigentlichen Zustand des geschichtlichen Menschen ist unannehmbar. Sie ist vor allem zu einfach, als daß sie die hier natürlicherweise zu erwartende Vielgesichtigkeit des Sachverhalts adäquat sollte zum Ausdruck bringen können. Wir weigern uns also, anzunehmen, der Gesamtzustand des Menschen sei einfachhin als Widerspruch zum Ursprung, als Entfremdung von seinem wahren Wesen, als Denaturierung zu deuten. Aber, so wird man vielleicht einwerfen, tust du das in Wirklichkeit nicht selbst, gerade dies, – wenn doch, wie du ausdrücklich sagst, der Mensch auf Grund einer Verschuldung sterben muß, während er also zuvor... Hier würde ich meinen Gesprächspartner unterbrechen und ihn bitten, das Argument vollständig zur Kenntnis zu nehmen. Der Grund für jene Weigerung ist tatsächlich, daß wir den Gedanken vom Schöpfungscharakter der Welt konsequent durchzuhalten versuchen. In diesem Gedanken ist einschlußweise zweierlei mitgedacht: Erstens, daß alles, was ist, gut ist und daß es gut ist, zu sein – und dies aus keinem andern Grunde als, weil alles Wirkliche, indem es ins Dasein tritt, gewollt ist und bejaht durch den *Creator:* Wir lieben die Dinge, weil sie gut sind; sie sind aber gut, weil Gott sie liebt[47]. – Zweitens ist im Begriff der Schöpfung mitgedacht, daß die *creatura,* das heißt ein das eigene Sein ganz und gar von anderswoher empfangendes Wesen, niemals fähig sein kann, den eigenen Seinsbestand und die eigene seinshafte Gutheit selber zu verändern – nicht einmal unter der Voraussetzung der Freiheit und des widergöttlichen Mißbrauchs dieser Freiheit. Der Mensch ist, sofern und weil er *creatura* ist, schlechterdings außerstande, sein schöpfungshaftes Wesen, seine »Natur« umzumodeln, weder zum Guten noch zum Bösen, selbst wenn er dies noch so leidenschaftlich wollen sollte [und wahrscheinlich ist selbst das schon unmöglich]. Keine Schuld, kein Verbrechen, und sei es noch so »unmenschlich«, kann den Menschen so tiefgreifend verändern, daß er jemals irgend aufhören könnte, dennoch wirklich Mensch zu sein, mit allem, was an natürlicher Mitgift zum Menschen gehört: Geistigkeit, Leibhaftigkeit, Personalität – und so fort.

Hier also liegt der entscheidende Unterschied gegenüber der Weltansicht des Platonismus [zum Beispiel]. Die platonische Erzählung des Dialogs »Phaidros« besagt, auf einen einzigen Satz gebracht, daß auf Grund einer urzeitlichen Verschuldung ein reines Geistwesen, ein »Engel«, in die materielle Welt abgestürzt und so zu einem Menschen geworden, nein, daß auf solche Weise »der Mensch« insgesamt erst entstanden sei. Anders ausgedrückt, der Mensch selber, so wie er sich heute als leibseelisches Wesen vorfindet, sollte ursprünglich und eigentlich nicht sein! Ebendies aber ist ein schlechthin unvollziehbarer Gedanke für den, der die Welt und den Menschen als *creatura* versteht. Wenn anderseits der Christ davon überzeugt ist, daß am Anfang der Menschengeschichte eine Ur-Verschuldung steht, die seitdem die Schicksale des Menschen tiefgreifend mitbestimmt und sie auch weiterhin bestimmen wird, dann kann das dennoch nicht heißen, er glaube, der Mensch sei vor der ersten Sünde nicht gleichfalls Mensch gewesen. Vielleicht ist es sinnvoll möglich zu sagen, der Mensch sei auf Grund jener Ur-Verschuldung »ein anderer« geworden. Dagegen ist es sicher unmöglich zu sagen, er sei »etwas anderes« geworden.

Gerade an dieser Formulierung allerdings könnte sich das Streitgespräch von neuem und erst recht entzünden. Aus einem unsterblichen Wesen zu einem sterblichen werden – heißt das nicht durchaus: »etwas anderes werden«? Oder ist das etwa gar nicht gemeint, wenn gesagt wird, der Tod sei über den Menschen als Strafe verhängt worden? – Der Bescheid auf diese Frage kann nur lauten: Nein, das ist nicht gemeint! Wie ich schon sagte, der Einwand insgesamt ist ein wenig verfrüht gewesen; und die Rede vom Strafcharakter des menschlichen Sterbens bedarf noch der genaueren Präzisierung. Was also bedeutet diese Rede dann? Ich nehme die Quintessenz der Antwort voraus, indem ich Thomas von Aquin zitiere. Das Zitat besagt, der Satz vom Tode als einer Strafe sei zwar zutreffend, doch komme in ihm nicht schon der ganze Sachverhalt zur Sprache. Thomas sagt, in der *Summa theologica*[48]: *Mors et est naturalis .. et est poenalis;* der Tod ist beides, etwas zur Strafe

Verhängtes und etwas Natürliches. Würde das also heißen, der Tod sei in einer Hinsicht zwar etwas Natürliches, in anderer Hinsicht aber zugleich etwas Nicht-Natürliches? Ja, das soll es heißen! Thomas[49] selber formuliert es so: *Mors quodammodo est secundum naturam et quodammodo contra naturam,* »der Tod ist in bestimmtem Sinn der Natur gemäß, in bestimmtem Sinn aber auch wider die Natur«. Neu ist an dieser Formulierung freilich die schärfere Entgegensetzung: »*wider* die Natur« – diese aggressive Wendung wird man im Gedächtnis behalten müssen.

Jedenfalls ist nun von den *beiden* Aspekten der Deutung des Todes des genaueren zu sprechen, vor allem natürlich davon, wie sie etwa miteinander verknüpft gedacht werden könnten.

Wenn man zunächst die Nicht-Natürlichkeit, die Naturwidrigkeit des Todes, seinen Strafcharakter ins Auge faßt, so stellt sich unvermeidlich sogleich die Frage: Strafe für was und weswegen? Worauf die heilige Überlieferung der Christenheit mit dem biblischen Bericht von der Ur-Sünde antwortet. Ich könnte den beiden eben angeführten Thomas-Zitaten noch einen dritten Satz hinzufügen, der die Lehre vom Tode so ausspricht, daß ausdrücklich von dieser Ur-Sünde die Rede ist: *Necessitas moriendi partim homini est ex natura, partim ex peccato,* »die Notwendigkeit menschlichen Sterbens stammt teils aus der Natur, teils aus der Sünde«[50].

An diesem Punkt mache ich mich auf die kritische Zwischenfrage gefaßt: Also treiben wir von nun an Theologie? Das ist eine mir wohlvertraute Frage; und es ist mir sehr daran gelegen, deutlich zu machen, daß und warum darauf mit »Nein« zu antworten ist. Nein, wir treiben nicht Theologie, nicht schon damit jedenfalls, daß wir, das Problem des Todes auf philosophische Weise, das heißt unter jedem denkbaren Aspekt, bedenkend, die geglaubte Wahrheit in bezug auf das Thema »Tod« und ihre theologische Interpretation mit in unsere Betrachtung einbeziehen, und zwar ausdrücklich, deklariertermaßen und in einem klar zutage liegenden Verfahren. Solche Einbeziehung kann niemand, der in existentiellem Ernst philosophiert, unterlassen, ganz gleich, ob es sich *in concreto* um die Glaubenssätze des Atheismus handelt [wie bei Jean Paul Sartre] oder des Hinduismus [wie bei Radhakrishnan] oder des Christentums. Natürlich kommt es dann sehr wohl darauf an, wodurch sich das Geglaubte und der Glaube jeweils selber zu legimitieren vermögen. Immer aber ist diese kontrapunktische Zuordnung dessen, was einer weiß, zu dem, was einer glaubt, in kritischer Wachheit zu leisten – es sei denn, man verzichte darauf, wirklich den zur Rede stehenden Gegenstand unter jedem denkbaren Aspekt zu bedenken, das heißt, überhaupt zu philosophieren.

Das Geschäft des Theologen hingegen ist etwas völlig anderes; es heißt, abkürzend gesagt, soviel wie den Versuch unternehmen, die Dokumente der heiligen Überlieferung auf das in ihnen wahrhaft Gemeinte hin zu interpretieren. Und dies ist etwas, das wir hier in keiner Weise tun.

Was wir statt dessen wirklich tun, ist folgendes: Indem wir den Blick gerichtet halten auf das Phänomen des menschlichen Sterbens, das unserer Erfahrung, der inneren wie der äußeren, begegnet, und indem wir fragen nach der letztgründigen Bedeutung dieses Phänomens, nehmen wir mit Bedacht zur Kenntnis, was, nach der theologischen Interpretation, die Auskunft der heiligen Überlieferung des näheren besagt, die Auskunft nämlich, es sei im Tode etwas, das erst auf Grund einer Ur-Sünde in ihn gekommen ist, etwas nicht nur einfachhin Nicht-Natürliches, sondern etwas wider die Natur.

Zwar bleibt es wahr und unbestritten, daß es keine vollständige Erfahrung gibt von dem, was im Sterben des Menschen eigentlich geschieht; und wenn es eine solche Erfahrung auf der Seite des Sterbenden selbst geben sollte, dann ist sie jedenfalls weder mitteilbar noch nachprüfbar. Dennoch ist es beileibe nicht nichts, das sich am Phänomen des Todes gleichwohl unserer Erfahrung zeigt.

»Erfahrung« – darunter soll hier ein Gewahrwerden verstanden sein, das zustande kommt, wann immer und auf welche Weise auch immer wir die Wirklichkeit selbst unmittelbar berühren, die Wirklichkeit der Welt und auch die Wirklichkeit, die wir selber sind. Das Subjekt der Erfahrung aber ist der ganze Mensch, die leibhaftig-geistige Person mit ihrer ungeschmälerten und je nach Empfänglichkeit und augenblicklicher Verfassung durchaus variablen Sensibilität – weswegen ein so genauer Empiriker wie Alfred North Whitehead[51] darauf bestanden hat, daß in der Bestandsaufnahme des menschlich Erfahrbaren gar nichts außer Betracht bleiben dürfe, auch nicht die Erfahrung des Schlafenden, des Trunkenen, des Kranken, des Geängstigten, des Begeisterten [und so fort].

Indem wir also, sage ich, unser Auge nicht abwenden von dem, was sich uns im Phänomen des Todes an Erfahrbarem und Erfahrenem zeigt, lassen wir uns zugleich – hörend – die in der heiligen Überlieferung enthaltenen, dieses gleiche Phänomen betreffenden Auskünfte gesagt sein. Wir bedenken das auf solche Weise Vernommene zu dem von uns selbst Gesehenen hinzu – wobei wir vor allem daran interessiert sind, ob und auf welche Weise etwa das Gehörte und das mit eigenen Augen Gesehene zusammenstimme, ob etwa beides konvergiere auf eine einheitliche Antwort hin, von der wir dennoch zugleich wissen, daß wir sie niemals endgültig erreichen und auf eine handhabbare Formulierung bringen werden.

Auch die Auskunft, wonach der Tod als Strafe verhängt und also in Beziehung zu denken sei mit einer urzeitlichen Verfehlung, mit einer Ur-Sünde –

auch diese theologische Auskunft liegt offenbar nicht ganz und gar jenseits unserer Erfahrung. Nicht nur haben wir eine völlig unmittelbare Kenntnis davon, daß es so etwas gibt wie Schuld, und auch davon, was das im Grunde ist: eine Sünde. Wir sind ja gar nicht imstande, uns im Ernst darüber zu täuschen, daß wir sehr wohl fähig sind, uns bei klarem Bewußtsein und auf Grund eines freien Entschlusses von dem abzuwenden, was, wie wir genau wissen, den wahren Sinn unseres Lebens ausmacht und verbürgt. Eben das aber und dies allein bedeutet »Sünde«. Es handelt sich nicht um irgendwelche Übertretungen, Verstöße und Regelwidrigkeiten; sondern »Sünde« im strikten Sinn ist die ausdrückliche, freilich möglicherweise in tausend konkreten Gestalten sich manifestierende, willentliche Abwendung von Gott. Es gibt, meine ich, niemanden, der darüber erst noch von anderswoher informiert werden müßte, daß so etwas zu den menschlichen und also zu seinen eigenen Möglichkeiten gehört. Aber nicht nur das ist unserer Erfahrung zugänglich und bekannt. Es spricht außerdem vieles dafür, daß auch die wechselseitige innere Entsprechung, welche den Sachverhalt »Sünde« mit der Realität des Todes verknüpft, der menschlichen Erfahrung, zum mindesten einer latenten Erfahrung, nicht völlig unvertraut ist. Unter einer latenten Erfahrung würde ich eine unausgesprochene und sozusagen vor dem eigenen Bewußtsein noch nicht deklarierte Kenntnisnahme verstehen, die erst darin zutage tritt, daß eine bestimmte Tatsache, die sich unvermutet realisiert oder zeigt, uns nicht überrascht. Es zeigt sich etwa, daß ein Mensch unseres alltäglichen Lebenskreises in einer plötzlich eintretenden Ausnahmesituation auf eine Weise versagt oder auch sich bewährt, die für die meisten seiner Bekannten völlig unerwartet und unbegreiflich ist; da sind jedoch unter den vielen auch zwei oder drei, die ein solches Verhalten zwar auch nicht erwartet haben, die aber dennoch, vielleicht zu ihrem eigenen Erstaunen, nicht eigentlich überrascht sind – weil sie an diesem Menschen im alltäglichen Umgang, ohne es ausdrücklich zu bemerken, etwas »gesehen« haben, das sich erst jetzt als Erfahrung ausweist.

Und so ist zu fragen, ob man nicht gleichfalls auf eine latente Erfahrung mit der Realität des Todes schließen kann – aus der Tatsache, daß die Verknüpfung von Schuld und Tod uns im Grunde nicht überraschend ist, und zwar, so scheint es, weder in bezug auf das eine Glied dieser Verknüpfung noch in bezug auf das andere. Daß der Tod die Sühnung einer Schuld sei – das sagt bereits der frühe Spruch des Anaximander. Es ist dem Menschen aber offenbar auch nicht ganz unbekannt, daß die im unabgeschwächten Sinn schuldhafte Tat in sich selber etwas Tödliches ist, etwas, was den Tod verdient. Ich erinnere mich, aus einem Amerika-Semester, eines langen Nachtgesprächs mit einem Universitätskollegen, einem Empiriker der Sozialwissenschaften, einem sehr gebildeten und weltläufigen Mann, der sich aber diese bewundernswerte, hierzulande im akademischen Bereich weithin unbekannte oder auch geradezu verpönte amerikanische Unbefangenheit in bezug auf die, sagen wir, Absolutheitsdimension der Existenz bewahrt hatte. Wir waren durch einen Gesprächszufall auf die traditionelle Unterscheidung zwischen »Todsünde« und »läßlicher Sünde« gekommen. Mein Gesprächspartner, von dem ich nicht weiß, ob er Christ war oder nicht, fand die Vokabel »Todsünde«, wie wenn er sie zum ersten Mal mit Bewußtsein zur Kenntnis nähme, äußerst verwunderlich. Ich wollte etwas Erläuterndes sagen; aber er winkte sozusagen ab; er wollte selber versuchen, sich diese merkwürdige Benennung plausibel zu machen. Und dann, nach einigem Hin und Her, sagte er mit großem Ernst: so etwas gebe es wohl in der Tat, Verfehlungen, nach welchen man nicht weiterzuleben wünsche – womit er, wie ich überzeugt bin, den Kern der Sache genau getroffen hatte.

Das von Grund auf Mißliche in allem menschlichen Strafvollzug liegt darin, daß die durch unseren Gerechtigkeitssinn unbedingt geforderte Entsprechung zwischen dem, was der Strafende verhängt, und dem, was hierdurch wiedergutgemacht und gesühnt werden soll, notwendigerweise unvollkommen bleibt. Was hat schon die Zahlung einer Geldsumme zu tun mit einem gehässig-beleidigenden Wort oder die Tötung eines Mitmenschen mit einer jahrelangen Einsperrung? An eben dieser Inadäquatheit, die aber, so scheint es, unvermeidlich ist, entzündet sich auch zunächst das Unbehagen, mit dem wir die Rede vom Strafcharakter des menschlichen Sterbens hören – bis uns eines Augenblicks zu Bewußtsein kommt, daß in diesem Falle und vielleicht allein in diesem Falle, Schuld und Strafe einander ganz und gar entsprechen; daß der Tod nicht, wie alle menschlichen Strafen sonst, etwas mehr oder weniger beziehungslos Verfügtes ist, sondern die mit der Sünde selber bereits gesetzte Folge und Frucht. Es macht die Natur der Sünde aus, nicht nur etwas von innen her den Tod Verdienendes, sondern selber tödlich zu sein; wie man anderseits vom Tode hat sagen können, er sei »primär Ausdruck und Erscheinungsbild des Wesens der Sünde in der Leiblichkeit des Menschen«[52]. – Und wenn die überlieferte Theologie die endgültige Verwerfung, in der Entgegensetzung zum »Ewigen Leben«, den »ewigen Tod« nennt, so ist das nicht eigentlich eine bildliche Redeweise. Übrigens könnte sogar dieses Äußerste an Strafe, die *poena damni,* strenggenommen, nicht als etwas einfachhin von außen her Verhängtes verstanden werden. Vielmehr geschieht in ihr ja genau das, was der Wille in der tödlichen Sünde selber will: die Trennung von Gott. Und wer dabei an so etwas wie Gefängnis dächte, der müßte zugleich wissen, daß es jedenfalls nicht von außen her verriegelt ist, sondern von innen.

Wir freilich reden jetzt vom irdisch-leiblichen Tode und von seiner Zuordnung zur Ur-Sünde des Menschen. Diese Zuordnung aber scheint etwas so wenig Äußerliches zu sein, daß man geradezu sagen kann: wer das von Grund auf Tödliche der Sünde nicht erkennt, dem hat sich auch das wahre Antlitz des Todes noch nicht gezeigt.

Hier nun meldet sich noch einmal der schon formulierte Einspruch: Heißt dies alles nicht doch, daß der Mensch »vorher«, vor jener »ersten Sünde« [was auch immer darunter zu verstehen sein mag], anders gewesen sein muß, nicht dem Tode unterworfen, nicht auf dieselbe Weise jedenfalls wie jetzt? Ist nicht mit alledem gesagt, der Mensch sei ursprünglich, »im Anbeginn«, doch einfachhin *unsterblich* gewesen?
Noch immer befinden wir uns, das ist klar, auf Grund unseres eigenen Entschlusses, in der Rolle dessen, der nicht selber argumentiert, sondern zuhört und etwas von anderswoher Gesagtes zur Kenntnis nimmt; wir sind noch immer dabei, die in der heiligen Überlieferung der Christenheit eingekörperte, geglaubte Auskunft zu bedenken. – Thomas von Aquin hat diese Auskunft zu interpretieren versucht mit dem auf den ersten Blick, gelinde gesagt, verwunderlichen, bereits zitierten, doppelgliedrigen Satz der *Summa theologica:* einesteils und in einer bestimmten Hinsicht, *partim, quodammodo,* widerfahre uns das Sterben auf

Grund der Sünde und also als etwas zur Strafe Verhängtes, andernteils aber sei es dennoch zugleich, in einer bestimmten Hinsicht, etwas mit der menschlichen Natur Gegebenes. Die Frage ist, was dieser zweite Aspekt des genaueren besagt und wie er sich ohne Widersprüchlichkeit mit dem ersten verknüpfen läßt.

Offenbar muß *[erstens]* im menschlichen Sterben, so wie es »jetzt« sich zuträgt, etwas sein, das »vorher« nicht war; sonst könnte sinnvollerweise von einer Strafe nicht die Rede sein. Dies erst »nachher« zur Strafe Verhängte sei, so sagt die theologische Interpretation, die *necessitas moriendi,* die uns von außen her überwältigende Notwendigkeit des Sterbens, die gewaltsame Auseinanderreißung von Leib und Seele, die uns als etwas einfachhin zu Erleidendes aufgezwungen wird und widerfährt: so ging es »im Anbeginn« *nicht* zu; hiervon war der paradiesische Mensch befreit. – Das aber *[zweitens]* besage, so geht die Auskunft weiter, dennoch nicht schon, daß also der Mensch, vor der Ur-Sünde, *von Natur* unsterblich gewesen wäre[53]. Eine solche, ihm kraft seiner eigenen Natur zukommende Unsterblichkeit hätte er gar nicht verlieren können, auch nicht durch die Sünde, genausowenig wie der gefallene Engel, der Dämon, die seine verloren hat[54]. Vielmehr gehört von Anfang an das *posse mori,* das Sterbenkönnen zur natürlichen Seinsverfassung des Menschen überhaupt, auch des paradiesischen Menschen. – Es ist also auch *[drittens]* gar nicht der Sinn des Berichts der Genesis, so jedenfalls bekommen wir weiterhin gesagt, daß der Mensch vor der Ur-Sünde niemals aufgehört haben würde, leibhaftig-irdisch weiterzuexistieren. Wohl allerdings spreche der biblische Bericht hier von einem besonderen *Geschenk.* Es gehört aber zum Begriff des Geschenkes, daß man es nicht sowieso bereits besitzt und daß man es auch nicht fordern und beanspruchen kann. Das Geschenk würde darin bestanden haben, daß die geistige Seele den Leib mit ihrer formenden Kraft so wirksam durchströmt und also lebendig gemacht hätte, daß diese Leib-Seele-Einheit nicht gegen den Willen des Menschen selbst aufgelöst worden wäre. Das Ende des irdischen Menschen würde ein »›Tod‹ ohne Tod« gewesen sein, »reine, offenbare, tätige Vollendung .. von innen her«[55]. Ein solcher »todloser Tod« aber, obwohl völlig ungeschuldete Gabe, wäre zugleich dem wahren Wesen des leibseelischen Menschen weit mehr gemäß gewesen; er wäre in viel höherem Grade »natürlich« gewesen als das, was nun den geschichtlichen Menschen am Ende seines Lebens erwartet.

Wie also steht es um die »Natürlichkeit« oder »Nicht-Natürlichkeit« des Todes? – Die Antwort ist, so scheint es, inzwischen noch um eine ganze Dimension schwieriger geworden. Und tatsächlich bedarf es zur präziseren Fassung dessen, was dem Menschen »natürlich« ist, noch einiger weiterer

Unterscheidungen, wofern der Klärungsversuch nicht schon an der Grobheit des begrifflichen Instrumentariums scheitern soll. – Es macht, so haben wir gesagt, die Natur des Menschen aus, daß die geistige Seele der zum Leibe organisierten Materie von innen her Form und Prägung gibt: *anima forma corporis, corpus animā formatum*. Wer also von der Natur des Menschen spricht, der hat es stets mit zweierlei zu tun: mit Seele und Leib. Folglich besagt, in bezug auf den Menschen, der Begriff »natürlich« gleichfalls immer zweierlei: zur Beschaffenheit der Seele stimmend, zur Beschaffenheit des Leibes stimmend. Und die Frage ist, ob beides im gleichen Sinn und Grad dem Menschen selber, dem leib-seelischen, »natürlich« ist. Zweifellos ist es uns sowohl natürlich, daß wir in Begriffen denkend die Realität der Welt erfassen, als auch, daß wir essen und trinken. Kann man aber sagen, das eine sei unserer Natur, unserem Wesen und also uns selber auf die gleiche Weise und im selben Grade gemäß wie das andere? Offenbar nicht. Es zeigt sich hier, daß es Abstufungen und Gradunterschiede gibt im Begriff »Natürlichkeit«, jedenfalls in seiner Realisierung. »Weil die *forma* auf höhere Weise das Wesen bestimmt als die *materia*, darum ist das, was der Natur der *forma* entspricht, auch in höherem Maße natürlich *[naturalius]* als das, was der Natur der *materia* entspricht« – so lautet eine Formulierung aus den *Quaestiones disputatae de malo*[56] des Thomas von

Aquin: sie findet sich in eben dem *articulus*, der die Frage erörtert, ob der Tod etwas Natürliches sei.

Blickt man auf die zum menschlichen *Leibe* organisierte Stofflichkeit, die von sich aus stets in ihre Elemente auflösbar bleibt, dann wird man den Tod als einen völlig natürlichen Vorgang bezeichnen[57]. »Staub bist du, und zum Staube kehrst du zurück« [Gen. 3, 19]. Das Wesen der Seele aber liegt darin, das Lebensprinzip des Leibes zu sein, und ihre ganze Energie zielt darauf, den von ihr geprägten und durchformten Leib lebendig zu machen und lebendig zu halten – so daß der Tod, vom Wesen der *Seele* her betrachtet, niemals einfachhin natürlich genannt werden könnte[58]. Geradewegs unnatürlich oder naturwidrig kann der Tod allerdings erst heißen, sofern in ihm, entgegen der innersten Absicht der Seele und des Menschen selbst, die Durchformung des Leibes gewaltsam abgebrochen und zunichte gemacht wird. Ebendies ist mit der als Strafe für die Ur-Sünde verhängten *necessitas moriendi* gemeint. Hier verliert die Seele die Kraft, den Leib wirksam gegen die Auflösung zu feien[59]; sie verliert jenes Geschenk paradiesischer Todlosigkeit, worin die in ihrer Natur liegende Intention und Möglichkeit[60] erst zur vollen Realisierung gelangt war.

Das ist, wie man sieht, eine einigermaßen differenzierte Doktrin, deren Verzwicktheit einen schon ungeduldig machen kann. Aber »billiger« ist eine

Klärung vermutlich nicht zu haben. Ohnehin bleiben, so scheint es, nicht wenige Fragen noch immer offen. – Wenn es zum Beispiel wirklich die Natur der Seele ist, den Leib zu durchformen und lebendig zu machen – wieso ist dann der Mensch dennoch nicht »von Natur« unsterblich? Die Antwort der Theologie auf diese Frage kann ich mir ziemlich genau vorstellen. Sie wird uns in die Erinnerung rufen, daß offenbar die heilige Überlieferung, die christliche wie die außerchristliche, niemals ein systematisch rundes Bild von der Wirklichkeit oder vom Menschen, weder eine Kosmologie noch eine Anthropologie, vermitteln will; daß sie vielmehr von dem redet, was faktisch, zum Heil oder zum Unheil, geschehen ist oder noch geschehen wird. Wirklich geschehen aber sei, so wird der Theologe weiterhin sagen, die urzeitliche Beschenkung des Menschen mit der Gabe paradiesischer Todlosigkeit sowie der schuldhafte Verlust dieser Gabe. Von dem aber, was, rein abstrakt betrachtet, abgesehen von diesem tatsächlich Vorgefallenen auf Grund der »rein natürlichen« Seinsverfassung des Menschen möglicherweise hätte sein oder geschehen können – hiervon schweigt die heilige Überlieferung.

Anderseits muß man wohl sagen, daß es immerhin in jener komplizierten theologischen Auskunft kein einziges Element gibt, das nicht, vor aller Reflexion, in unserer eigenen, gleichfalls bis an die

Grenze der inneren Widersprüchlichkeit vielstimmigen Reaktion auf das Phänomen des Todes seine genaue Entsprechung besäße. Darum ist es auch keine müßige Spekulation, von dem [zugegebenermaßen nicht-existierenden] »paradiesischen Menschen« zu sprechen; wie es auch für den Philosophierenden durchaus klärend sein kann, die [natürlich *rein* theologische] These zu bedenken, daß Christus zwar notwendig, weil er wirklich Mensch war, in der Möglichkeit gestanden habe, sterben zu können, daß er aber dennoch nicht der *necessitas moriendi* unterworfen gewesen sei: nicht weil er mußte, sondern weil er wollte, ist Christus gestorben[61]. – Das Sterben-können selbst, das *posse mori*, ist demnach nicht erst durch die Sünde in die Menschenwelt gekommen. Und nicht einmal das Sterben-*müssen*, obwohl als Strafe verhängt, wird in der theologischen Todeslehre der Christenheit so verstanden, daß der Seinsbestand der menschlichen Natur dadurch im Kern betroffen und verändert worden wäre – so daß man sich nicht allzu sehr darüber wundern darf, etwa bei Thomas von Aquin[62] plötzlich doch wieder den Gedanken der antiken Stoa durchaus begreiflich und akzeptabel genannt zu finden: der Tod sei überhaupt nicht Strafe, sondern Natur; *mors est hominis natura, non poena.*

Die unreflektierte Reaktion der Menschen, wie sie sich vor allem im durchschnittlichen Reden offen-

bart, läßt, so sagte ich, kein einziges Element dieser vielgliedrigen Deutung des Todes im Ganzen des Daseins unbeantwortet und unbestätigt. Eine ganz andere Sache freilich ist die reflektierte Haltung, die in ausdrücklicher Bewußtheit vollzogene Stellungnahme; hier gibt es sehr wohl die Möglichkeit einer falschen, inadäquaten Antwort. Zwar sind ungezählte verschiedene Akzentsetzungen denkbar; realitätsgerecht und legitim aber sind sie allein unter der Bedingung, daß nicht ein einziger Aspekt des Todesphänomens formell geleugnet und verneint ist.
So gibt es einerseits die intellektuelle Unredlichkeit des krampfhaften Nicht-dran-denkens, aber auch anderseits die Unbekümmertheit des Heiligen, der auf die Frage, was er tun würde, wenn er erführe, daß er in der nächsten Stunde plötzlich sterben werde, die Antwort gab: er werde fortfahren, Ball zu spielen. – Es ist auch eine Haltung vorstellbar, die den Tod als etwas einfachhin Natürliches hinnimmt, als etwas, das so geschieht wie das Grünen und Welken in der Natur oder wie der Wechsel der Jahreszeiten. Anscheinend ist allerdings diese Haltung dem Menschen nur so lange möglich, wie er sich selber unreflektiert als Teil eines Lebensganzen versteht, das ja in der Tat nicht nur selber nicht stirbt, sondern auch durch den Tod des einzelnen unbetroffen bleibt. Je bewußter aber der Mensch als Individuum lebt, desto mehr ist ihm die Möglichkeit einer Ignorierung des Todes

natürlicherweise versperrt. Und es ist, glaube ich, eine wirklich verdachterregende und mit Mißtrauen zu betrachtende Sache, wenn auf der Stufe kritischer Bewußtheit diese »primitive« Betrachtungsweise sich etabliert – etwa in Gestalt des metaphysischen Materialismus oder der proletarischen Klassenideologie[63] oder auch des weltanschaulichen Evolutionismus[64], die alle drei das gemeinsam haben, daß die Einzelperson und ihr Todesschicksal nahezu unwirklich und jedenfalls völlig uninteressant werden gegenüber dem geschichtlichen oder evolutiven Gesamtprozeß, für den tatsächlich das Problem des Todes nicht existiert. – Je mehr, wie gesagt, der einzelne sich seiner Personalität bewußt ist, desto mehr muß ihm der Tod, nicht sein Begriff, sondern seine Realität, der *eigene*, unentrinnbar bevorstehende Tod, als ein zerstörerisches Geschehnis erscheinen, als etwas nicht nur Erschreckendes, sondern vor allem Unsinniges, als eine Beleidigung und ein Skandal.
Die hier zunächst herausgeforderte Existenz-Antwort des Aufbegehrens aber, die Reaktion der Meuterei und der Rebellion wider die Schöpfung im Ganzen, bis hin zu der formell proklamierten These von der Absurdität des Todes wie des Lebens – dieser zunächst einmal völlig begreifliche Reflex kann, so scheint es, nur auf eine einzige Weise legitim ausgetragen und zugleich überwunden werden. Daß es auch nicht-legitime, intellektuell unsaubere Möglichkeiten gibt, die unbequeme

Last der [eigenen] Auflehnung zu vermeiden, zum Beispiel das Sich-blind-stellen, das Nicht-wahrhaben-wollen, die vorschnelle Harmonisierung – darüber braucht man ja nicht eigens zu reden. Aber um diesen Preis darf man sich den Einklang mit Gott und der Welt nicht erkaufen wollen; darin haben die Nihilisten schon recht. Jene einzig ehrliche und lautere Möglichkeit, einerseits nichts von dem Skandal des Todes hinwegzudeuten und anderseits doch die Revolte gegen die Schöpfung zu vermeiden, liegt darin, daß man es zustande bringt, den Tod *als Strafe* zu verstehen und anzunehmen; wiederum: nicht den Tod als »Idee« und generelles Phänomen, sondern unseren eigenen Tod und den Tod derer, die wir lieben.

Hierüber muß nun etwas genauer gesprochen werden. – Offenbar gibt es eine ganze Reihe von typischen Reaktionen auf das Faktum »Strafe«, von denen aber nur eine sinnvoll ist. Das läßt sich an einem beliebigen Beispiel demonstrieren. Also: eine Mutter entzieht ihrem Kinde zur Strafe den Apfel, der ihm sonst als Nachtisch zugedacht war. Vorausgesetzt ist dabei, daß es sich um eine kluge und gerechte Mutter handelt, die etwas von Kindererziehung versteht, und daß sie nicht dem Kinde im Zorn oder aus übler Laune irgend etwas antut, sondern für eine offenkundig böswillige Verfehlung eine gerechte, das heißt, eine wirklich allein diesen Namen verdienende Strafe verhängt. – Das Kind wird möglicherweise, ohne irgendeine sinnvolle Beziehung zu seinem eigenen Fehler einzusehen, einfach jammern über den ihm entgangenen Genuß. Vielleicht aber sieht es sehr wohl ein, daß der Entzug des Apfels etwas zu tun hat mit dem von ihm selbst begangenen Unrecht; es erkennt jedoch diesen Zusammenhang nicht an; das heißt, es ist nicht einfachhin unglücklich und traurig, sondern es ist zornig und wütend, wobei sein Groll sich gegen die Mutter richten mag oder auch, mehr oder weniger diffus, gegen die Welt im Ganzen, die so widerwärtig eingerichtet ist. Die Weigerung, die Strafe überhaupt anzunehmen, wählt möglicherweise auch den sehr intelligenten Weg, das verhängte Übel umzudeuten in ein vorgebliches Gut [»Ich bekomme keinen Apfel? Oh, das trifft sich gut; heute wollte ich sowieso keinen; ich bin ja schon satt!«]. Ich sagte, das sei ein »intelligentes« Verfahren; natürlich gilt das nur in dem Sinn, in dem ein Täuschungsmanöver, das vielleicht auch zur Selbsttäuschung gerät, intelligent genannt werden kann; aufs Ganze gesehen und in Wirklichkeit ist es ausgesprochen dumm.

Schließlich ist noch von einer anderen typischen Reaktion auf das Faktum »Strafe« zu reden, welche allerdings die Möglichkeiten eines Kindes übersteigt – weswegen unser Beispiel-Fall jetzt auf sich beruhen bleiben mag. Möglicherweise also wird der, dem eine Strafe zugedacht ist, folgendermaßen sprechen: Was mir da widerfährt, ist in der Tat ein Übel, etwas Schlimmes, etwas Widerwärtiges, eine Plage, ein Unglück; irgendwelche Beziehung zu einer voraufgegangenen Schuld freilich, zu einer Verfehlung meinerseits ziehe ich nicht einmal als Denkmöglichkeit in Betracht; aber da ohnehin über der Welt ein blindes und düsteres Schicksal waltet, und da es mir anderseits zuwider ist, mich zu beklagen, nehme ich das nun einmal Unvermeidliche, ohne irgendwelchen Versuch der beschönigenden Deutung und ohne mir seinen Anblick durch die Flucht in die Narkose erträglicher zu machen, in voller Freiheit hin; nein, ich nehme es nicht hin, sondern ich *wähle* es, ich nehme es mir selbst und setze so meine eigene Souveränität gegen die angemaßte Souveränität dessen, der, wie man sagt, jenes Übel als Strafe verhängt hat.

Man braucht jetzt nur noch an die Stelle »jenes Übels« unser Titelwort zu setzen: »Tod« – und schon tritt die bestürzende Aktualität der hier beschriebenen Haltung an den Tag. Es ist die angeblich dem Menschen in Wahrheit allein anstehende Haltung jener »Entschlossenheit«, die »sich, frei für den Tod, ihm selbst in einer ererbten, aber gleichwohl gewählten Möglichkeit überliefert«, und worin das Dasein, »frei für seinen Tod«, sich »der eigenen Übermacht seiner endlichen Freiheit« versichert, der »ihrer selbst gewissen und sich ängstenden Freiheit zum Tode«. Die letzten Formulierungen sind, wie man wohl bemerkt haben wird, Zitate aus dem Werke von Martin Heidegger[65].

Wie in einer Modell-Formulierung ist hier gegen die überlieferte Deutung des menschlichen Todesschicksals der Aufruf zu heroischem Trotz gesetzt, der dem Sterben-müssen dadurch den Charakter des von anderswoher Verfügten nehmen soll, daß der Mensch selber den Tod zugleich und schon im voraus, »vorlaufend«, in autonomer Freiheit »wählt«. – Die weithin ausstrahlende Wirkung dieses Gedankens hat sicher mancherlei Gründe. Einer davon ist zweifellos die Radikalität, mit der Heidegger in seiner Analyse des »alltäglichen Daseins« die beruhigenden Illusionen des »Man« zerstört, und mit der er die nackte Schrecklichkeit des Todes beim Namen nennt und vor die Augen bringt. Ein gut Teil allerdings jener Faszination beruht, wie ich glaube, schlichthin auf einem Irrtum, auf dem durchaus trügerischen Anschein nämlich, als werde, durch diesen Appell an die Freiheit und den Widerstandswillen, mit einem Schlage die triste Lichtlosigkeit triumphal hinweggefegt und verscheucht, die vermeintlich oder auch nur angeblich für die alte Vorstellung vom Tode als einer Strafe kennzeichnend sein soll. In Wirklichkeit ist es gerade umgekehrt. Zwar ist in dieser Philosophie der Tod schonungslos als genau das gezeichnet, was ihn zur Strafe macht, als ein die Angst hervortreibendes Verhängnis, dem niemand entrinnt; indem sie aber zugleich eben dies, daß der Tod Strafe sei, verschweigt und verneint, wird das menschliche Sterben, gerade hierdurch, überhaupt erst zu einem Abgrund unaufhellbarer Düsternis – während es anderseits zum Begriff der Strafe gehört, daß durch sie etwas »wieder-*gut*-gemacht« wird, und daß also auch sie selber etwas Sinnvolles und sogar Gutes ist. Aber lassen wir dies zunächst noch aus dem Spiel. Reden wir jetzt nur von dem mehr Formalen, daß alle Strafe, weil sie Korrektiv ist, zugleich von Natur nicht nur etwas Un-Endgültiges sein will, sondern im Gegenteil etwas ausdrücklich Provisorisches, eine Ausnahme, etwas sozusagen Zufälliges auch, das gerade nicht von Anfang »so gedacht gewesen« sein kann. – Wer dies bedenkt, der wird erkennen: gemessen an der krampfhaft finsteren »Entschlossenheit«, die das aus unabwendbar dunklem Weltenlauf dem Menschen zufallende Todesgeschick dennoch verzweifelt in Freiheit zu wählen meint, erweist sich plötzlich ein Daseinsverständnis, für welches das menschliche Sterben-müssen – freilich nicht willkürlich aufs Geratewohl und auch nicht aus selbsteigener Einsicht allein – den Charakter einer gottverhängten Strafe hat, als etwas einfachhin Strahlendes, als eine geradezu unvergleichliche Bezeugung der Hoffnung und des Lichts.

Blickt man zurück auf die Reihe der bisher beschriebenen Haltungen, dann ist sogleich klar: keine dieser Reaktionen nimmt die Strafe als das, was sie ist; keine versteht und akzeptiert sie als Strafe. Wenn es aber zutrifft, daß die Strafe etwas

Sinnvolles und etwas Gutes ist [und das wird in der Tat sogar vom Tode gesagt: »Sofern er eine gerechte Strafe ist, hat der Tod in gewisser Hinsicht den Charakter des Guten...«[66]] – wenn dies wahr ist, dann muß in bezug auf jene Haltungen auch das andere gelten: jede von ihnen verhindert gerade, daß dem von der Strafe Betroffenen das Gut zuteil wird, das ihm zugedacht war und um dessentwillen die Strafe verhängt worden ist; das heißt, in keinem dieser Fälle wird überhaupt der Sinn der Strafe wirklich realisiert. Dies geschieht ja nicht schon dadurch, daß die Strafe rein faktisch »stattfindet« und schlecht und recht vollzogen wird. Das mit einer Freiheitsstrafe in Wahrheit Gemeinte, das sieht jeder ein, verwirklicht sich nicht schon in der bloßen Tatsache, daß die zudiktierte Zahl von Jahren »abgesessen« wird [womit noch einmal, unter einem wiederum anderen Aspekt, die vermutlich kaum aus der Welt zu schaffende Fragwürdigkeit aller von Menschen über Menschen verhängten Strafen vor den Blick tritt]. So hat auch die Theologie immer darauf bestanden, daß, obwohl der Tod generell als Strafe verhängt sei, dennoch das bloß tatsächliche Geschehnis, daß einer eines »natürlichen« Todes stirbt, nicht schon von sich aus, [anders als im Fall des Blutzeugnisses!] sühnende und »wieder-gut-machende« Kraft besitze[67].

Es ist also zu fragen, von welcher Art des näheren die richtige Existenz-Antwort auf das Faktum

»Strafe« sei. Was ist vonnöten, damit diese Antwort zustande komme; wie sieht sie aus; was alles ist darin vorausgesetzt und impliziert? Unter welchen Bedingungen kann es möglicherweise gelingen, des »Gutes« wirklich teilhaftig zu werden, das uns im Sterben zugedacht ist, gerade in dem, was daran Strafe ist und also schmerzhaft, qualvoll, dem eigenen Willen entgegen, von anderswoher uns aufgezwungen [und so fort]?

Die erste und entscheidende Voraussetzung ist offenbar, daß man die eigene Schuld, in welcher die Ur-Sünde sich fortsetzt und bekräftigt und ohne welche es ja niemals Strafe geben würde, erkennt, anerkennt und – verwirft. Wahrscheinlich übrigens ist das eine ohne das andere gar nicht möglich: solange ich mich mit meiner Schuld identifiziere, habe ich sie noch nicht erkannt. Hierüber gibt es bei Simone Weil[68] einen erstaunlichen Satz: »Die Erfahrung des Guten gewinnt man nur, indem man es vollbringt; die Erfahrung des Bösen gewinnt man nur, indem man es sich verbietet oder, hat man es schon vollbracht, indem man es bereut«. Das in der gerechten Strafe liegende »Gut« kann also nur dem zuteil werden, der es zustande bringt, die ihr vorausliegende Schuld nicht vollbracht haben zu wollen.

Ferner ist im Begriff der Strafe immer jemand mitgedacht, der kraft seiner Vollmacht die Strafe verhängt. Wenn wir davon gesprochen haben, Tod und Sterbenmüssen seien die Frucht, die unmittelbare Erscheinungsform der »tödlichen« Sünde selber, und sozusagen die »Sichtbarkeit der Schuld«[69], so sollte damit nur die unvergleichliche, sonst niemals realisierbare, nirgendwo anzutreffende Adäquatheit dieser Strafe benannt werden. Das heißt aber nicht, der Tod sei im gleichen Sinn die sich von selbst einstellende Folge der Sünde wie etwa ein Unfall die Folge von leichtsinnigem Verhalten sein mag. Zwar nennt man vielleicht auch diesen Unfall eine »Strafe«; aber das ist dann uneigentlicher Wortgebrauch. Strafe im strikten Sinn gibt es nur auf Grund autoritativer Verhängung und Zumessung – sei der Strafende nun der Vater oder der Richter oder Gott selbst. Eine Strafe als Strafe akzeptieren heißt demnach notwendig auch dies: die Autorität des Strafenden anerkennen und sich ihr unterstellen.

Dem aber, der auf solche Weise eine von ihm selber als gerecht erkannte Strafe in Freiheit auf sich nimmt, widerfährt in Wahrheit nichts, das an die Ehre geht. Das ist in der philosophischen Rechtslehre von Platon bis Hegel immer wieder gesagt worden, freilich von den sophistischen Theoretikern der Selbstbehauptung ebensooft zurückgewiesen worden, als eine unzumutbare Lächerlichkeit. Sokrates zum Beispiel besteht, seinem wütenden Gesprächspartner ins Angesicht, darauf, daß der Schuldige, sobald er bestraft werde, weniger unglücklich sei[70]. Und bei Hegel heißt es, durch die gerechte Strafe werde der Rechtsbrecher gerade

»als Vernünftiges geehrt«[71], sofern die Strafe im Grunde »die Folge ... seines eigenen Willens«[72] sei und die »Wiederherstellung der Freiheit«[73].

Wenn also wirklich, in unserem etwas primitiven Beispiel, jene Mutter gerechterweise den Entzug des Apfels verfügt, dann kann dem Kinde überhaupt nichts Glücklicheres und Gesünderes in den Sinn kommen als einerseits sich gar nichts vorzumachen und die Strafe zu nehmen als das, was sie ist und sein will, nämlich als eine bittere Erfahrung, anderseits aber dieses Bittere zu akzeptieren und durchzustehen, als eine Chance, auf solche Weise die voraufgegangene Ungebührlichkeit, die dabei gleichfalls gesehen wird als das, was sie ist, irgendwie ins Lot zu bringen und aus der Welt zu schaffen – möglicherweise mit dem Resultat, daß die Strafe dann wirklich, nun aber ohne gewaltsamen Selbstbetrug, ihre Bitterkeit oder etwas davon verliert.

Und wenn also wirklich im menschlichen Sterbenmüssen etwas ist, das im strikten Sinn Strafe heißen kann und muß, der vorausliegenden Schuld auf die adäquateste Weise zugeordnet und gemäß, verhängt auf Grund der legitimsten Vollmacht, die sich denken läßt, dann kann der Mensch, indem er hierauf die rechte Existenz-Antwort zu geben versucht, nichts Sinnvolleres und nichts im buchstäblichen Wortverstande Heilenderes tun als: das Schlimme des Todesschicksals mit dem gleichfalls und in noch höherem Maße Schlimmen der vorausliegenden Schuld zusammenzudenken und das Verfügte, ohne beschönigende Umdeutung, frei auf sich zu nehmen. Durch solche bewußte Akzeptierung, die, über das bloße »Verstehen« und »Interpretieren« hinaus, als ein mit der vollen Energie des Daseinsvollzuges selbst geleisteter Akt zu denken wäre, könnte in Wahrheit genau das geschehen, was die sich verweigernde, ausdrücklich nicht »annehmende«, revoltierende »Freiheit zum Tode«, von welcher wir gesprochen haben, zustande zu bringen vorgibt; es könnte, kurz gesagt, das Verfügte und Verhängte, das zunächst rein Zu-Erleidende wahrhaftig umgewandelt werden in ein, soweit es menschenmöglich ist, dennoch Frei-Gewähltes – nun aber ohne all den Grimm und die Düsternis eines falschen Heroismus, vielmehr unter dem sehr menschlichen Zeichen einer herzhaften Heiterkeit der Seele, jener *hilaritas mentis*, durch die das Tun des von Grund auf Richtigen und Seinsgemäßen sich seit je allein und untrüglich legitimiert.

»Soweit es menschenmöglich ist« – diese Einschränkung bleibt freilich in Kraft und zu bedenken. In keinem menschlichen Sterben nämlich, nicht einmal in dem freien Willens übernommenen oder herausgeforderten Tode des Blutzeugen, wird je das brutal Faktische des Vorgangs vollkommen aufgezehrt werden durch die Freiheit des Annehmens und der Hingabe. Es gibt nur einen Tod, einen einzigen, der, obgleich vollstreckt als grausige Hinrichtung, ganz und gar ein Akt der Freiheit gewesen ist, in welchem auch das winzigste Element von *necessitas,* von naturhafter Unabwendbarkeit hinweggesengt war durch die Flamme des eigenen Wollens. Aber: »nur ein Mensch, der ... in unserem traurigen Regiment als Freiwilliger diente, konnte dieses vollkommene Sterben vollbringen« [74].

V

Mit der Rede von der Annahme und der möglichen Nicht-Annahme des eigenen Todesschicksals ist etwas Neues zur Sprache gebracht, ein bislang noch nicht eigens bedachter Aspekt auch des menschlichen Sterbens, des Sterbens von jedermann. Offenbar sind damit ja nicht nur Stellungnahmen gemeint, die den Tod im allgemeinen betreffen oder den Tod der anderen oder auch den in ferner Zukunft einmal zu erwartenden eigenen Tod. Sondern es handelt sich um Entscheidungen, die, so scheint es, das Todesgeschehen selber im Kern mitbestimmen und ihm erst von innen her seine wahre Bedeutung geben. Neu aber ist dieser Gedanke insofern, als er weit hinausgreift über die bis jetzt allein diskutierte Kennzeichnung des Sterbens als der Trennung von Seele und Leib. Er gibt etwas zu bedenken, das offenkundig mit den Mitteln einer solchen Beschreibung gar nicht mehr zu fassen ist.

Natürlich ist damit kein Wort gesagt gegen die vernünftigerweise nicht in Zweifel zu ziehende Deutung des Todes, die das Ende des leibhaftigen Menschen als eben die Trennung von Seele und Leib versteht und benennt. Und es bleibt ebenso völlig unbestritten, daß dieses objektiv sich zutragende Geschehnis dem Sterbenden sozusagen von außen her widerfährt, daß es ihm zustößt und über ihn hereinbricht wie ein nach eigenen Gesetzen sich vollziehender Naturvorgang – wobei es im übrigen ganz gleich ist, ob man den Tod für etwas Natürliches hält oder für etwas, das zur Strafe verhängt sei. Klarerweise kann keine Rede davon sein, daß etwa der Wille oder das »Ich«, daß also, mit einem Wort, wir selber jemals die Trennung von Seele und Leib einfachhin verfügen oder bewirken könnten; das ist genau so unvorstellbar, wie daß wir fähig sein sollten, sie zu verhindern. Und sicher geht es niemals so zu, daß im Sterben – wie Goethe[1] sich beim Tode von Christoph Martin Wieland ausdrückt – »die regierende Hauptmonas ... ihre bisherigen Untergebenen ihres treuen Dienstes entläßt«. Genaugenommen trennt nicht einmal der Selbstmörder, indem er sich tötet, selber die Seele vom Leibe; er löst den Vorgang der Trennung aus, er bringt sie in Gang, er führt sie herbei. Sie selbst jedoch, das eigentliche Ereignis des Sterbens, »begegnet« ihm – vielleicht erst einen unendlichen Augenblick nach dem tödlichen Schuß. Und der Tod, obwohl man sagt, er »gebe« ihn sich selbst, »überkommt« auch ihn, nicht anders als den, der auf seinem Krankenlager an Altersschwäche stirbt.

Dies alles, wie gesagt, bleibt unbestritten und in Kraft. – Dennoch trägt sich offenbar im menschlichen Sterben zugleich mit diesem objektiven Ereignis der Trennung von Leib und Seele – mitten darin oder daneben oder auch darüber hinaus – noch etwas völlig anderes zu, gerade nicht ein Na-

turvorgang, sondern etwas von der Seinsart eines personalen Aktes, einer Entscheidung[2]. Man könnte sagen, das Ende des Menschen »geschieht« nicht nur, es wird auch »ein Ende *gemacht*« – durch den Menschen selbst, und zwar nicht sofern der Mensch ein »Was« ist, ein Stück Natur, sondern sofern er ein »Wer« ist, ein Subjekt, ein Jemand, kurz, eine geistige Person, und das heißt ein Wesen, das nicht nur fähig und berufen ist zur freien Entscheidung, das vielmehr diese Entscheidung überhaupt nicht vermeiden kann.
Das Ende des eigenen Daseins aber, das, wie gesagt, der Mensch, inmitten des ihm völlig unverfügbar bleibenden Naturgeschehens der Trennung von Seele und Leib, selber macht und verfügt, ist gleichfalls wirkliches Ende; es ist sogar so definitiv Ende, daß die Endgültigkeit jener Trennung darin noch weit überboten erscheint. – Diese im Tode vollzogene personale Besiegelung des irdischen Daseins aber wird, der Überlieferung gemäß, als die Beendigung des *status viatoris* bezeichnet.

Viator heißt bekanntlich: Wanderer, Landgänger, Wallfahrer, Pilger. Der zuletzt genannte Name hat zwar, wie man weiß, eine bevorzugte Geltung bekommen und ist, in der religiösen Sprache, zu einer Art Fachausdruck geworden; man spricht von der »Pilgerschaft« des irdischen Lebens und auch, zur Verdeutschung von *status viatoris,* vom »Pilgerstand«. Das ist ein durchaus ehrenwerter und legitimer Wortgebrauch, gegen den sich nichts Ernsthaftes einwenden läßt. Allerdings haben sich damit einige sozusagen melodramatische Beiklänge verbunden, die einen schon ein wenig daran hindern können, den präzisen Sinn dieser äußerst wichtigen Kennzeichnung wahrzunehmen, wofern man nicht lieber darauf verzichtet, überhaupt erst genauer hinzuhören. In Wirklichkeit ist mit dem Begriff *status viatoris* nicht nur nichts Sentimentales gemeint, sondern auch nicht eigentlich etwas Religiöses oder Theologisches. Gemeint ist vielmehr, daß der Mensch, solange er im Hiesigen existiere, durch die innere, sozusagen ontologische Qualität des Auf-dem-Wege-seins charakterisiert sei. Das Dasein des geschichtlichen Menschen hat die Bauform des Werdens, des »Noch-nicht«, der Hoffnung. Wir haben zwar, auf unserem »Lebenswege«, ungezählte Möglichkeiten: wir können Umwege machen und Abwege gehen, wir können stehenbleiben, vielleicht auch, in gewissem Sinn, Rückschritte tun; vor allem können wir fortschreiten in der wahren Richtung; nur eine einzige Möglichkeit ist uns versperrt, die Möglichkeit, uns überhaupt nicht »unterwegs« und »auf dem Wege« zu befinden.

Diese Qualität des menschlichen »Werdeseins« findet sich in der neueren Anthropologie, vor allem auf ihrem existenzphilosophischen Flügel, viele Male beschrieben – angefangen von Pascal [»Wir sind nicht, wir hoffen zu sein«[3]] bis zu Gabriel

Marcel, Ernst Bloch und Jean-Paul Sartre. Marcels philosophisches wie dramatisches Werk variiert immer neu die fundamentale Einsicht, daß die Hoffnung der Stoff sei, woraus unsere Seele gemacht ist[4]. Und Sartre[5] setzt in genau die gleiche Kerbe, wenn er sagt, unser Leben bestehe nicht nur einfachhin aus Erwartungen, »sondern aus Erwartungen von Erwartungen, die selber auf Erwartungen warten«. Und was Ernst Blochs in Hunderten von Bildern faszinierend, freilich auch ein wenig verwirrend vorgetragene Hoffnungs- und Zukunftsphilosophie betrifft, so bringt sie eines jedenfalls völlig klar zum Ausdruck: »Das Eigentliche ist im Menschen wie in der Welt ausstehend, wartend«[6]; der Mensch ist etwas, das »noch gar nicht gegenwärtig ist und ebendeshalb Geschichte hat«[7].

Genau dies gleiche aber, wie gesagt, ist auch der Sinn der überlieferten Rede vom *status viatoris;* sie bezeichnet den dynamischen Zustand des noch-nicht-seienden, des noch unerfüllten und unvollendeten, aber auf Erfüllung, Vollendung und Ausverwirklichung gerichteten Seins. – Übrigens bedarf es zu solcher Erkenntnis nicht erst der philosophischen Spekulation. Sie ist jedermann zugänglich auf Grund von schlichter Empirie, auf Grund der Erfahrung mit sich selbst. Ich habe den Entwurf, der ich selber bin, bereits realisiert; ich besitze schon das mir wahrhaft Zugedachte; ich bin nicht noch »unterwegs« nach dem Eigentlichen;

die Erfüllung liegt nicht noch in der Zukunft: solches hat ein Mensch noch nie gesagt und auch nicht zu sagen vermocht – und wenn er hundert Jahre alt gewesen wäre und hätte er an der Schwelle des Todes gestanden.

Damit ist unser Kennwort wiederum gefallen. Und es stellt sich die Frage: Wie steht es um das »Noch-nicht«, wenn die Todesschwelle überschritten wird? – An diesem Punkt ist von der [zunächst rein theologischen] Auskunft zu sprechen, die in der Vorstellung von der Beendigung des *status viatoris* enthalten ist. Die Auskunft besagt, daß der Mensch im Augenblick des Todes schlechterdings aufhöre, »unterwegs« zu sein; Sterben heiße, den Weg beenden wie auch die »viatorische« Verfassung des Daseins selbst. Die innere Existenz, in der es bis zum Augenblick des Todes nichts gab, das schlichthin und ein für alle Mal »endgültig« hätte genannt werden können, gewinnt nun ihre unwiderrufliche Gestalt. Im Tode fällt, zum Heil oder Unheil, die letzte, nie mehr rückgängig zu machende Entscheidung über das Dasein im Ganzen.

Die Frage ist, wie diese Entscheidung zu denken sein könnte. Wenn in ihr wirklich der äußerste Schritt auf dem Wege der Selbstverwirklichung getan sein soll, dann kann sie offenbar nicht gleichfalls so gedacht werden, daß sie den Menschen »überkommt« und »über ihn hereinbricht«. Sie muß vielmehr ein aus der personalen Mitte gesetzter freier Akt sein. Wir werden zwar dazu genötigt; der Mensch findet sich, als ein Sterbender, in der Situation, daß er gar nicht anders kann, als diese letzte Entscheidung zu vollziehen. Aber in den Vollzug selbst dringt die Nötigung nicht ein; sonst käme ein personaler Akt gar nicht zustande. – Hierüber wird später noch kurz zu sprechen sein.

In der Kirchenväter-Theologie [8] wird die letzte Entscheidung des Menschen verglichen mit der des Engels im ersten Nu seines Daseins, worin er sich unwiderruflich für oder gegen Gott entschieden und damit für sich den *status viatoris* gleichfalls augenblicks beendet habe [9]. Das würde besagen, daß auch der Mensch im Augenblick des Todes so radikal und so wirksam, wie es ihm zuvor niemals möglich gewesen ist, »über das Ganze des Daseins verfüge«, über das Ganze, wohl zu bedenken, seines eigenen Daseins. – Diese Deutung wird in der Tat von nicht wenigen modernen Theologen mit respektablen Gründen vertreten [10]. Man könne wohl – so wird gesagt – unbewußt einschlafen und man tue das ja auch im durchschnittlichen Fall; es sei aber nicht möglich, unbewußt zu sterben [11]; man müsse im Gegenteil annehmen, daß die letzte Entscheidung schlechthin »der höchste Akt des Menschen [sei], in dem er in Freiheit sein Dasein total vollzieht« [12]; hierauf tendiere zwar im Grunde schon jede sittliche Entscheidung, ohne jedoch zur vollen Realisierung zu gelangen; deswegen sei der Tod nicht nur »eine Tat«, sondern »*die* Tat« schlechthin[13]; in gewissem Sinn werde im Sterben sogar »der einzige freie«[14] und der »erste vollpersonale Akt des Menschen«[15] gesetzt: die vollkommenste Tat des irdischen Lebens sei also genau identisch mit der, welche es beendet[16].

Zweifellos sind das kühne Gedanken, deren Wahrheit kaum zwingend erweisbar sein dürfte. Es mag einem dabei das fatal dithyrambische Nietzsche-Wort in den Sinn kommen, man solle »aus seinem Tode ein Fest machen«. Und es ist mit großem Ernst gesagt worden, hier werde die offenkundige Armseligkeit menschlichen Sterbens spekulativ hinwegdiskutiert. Diese kritische Sorge scheint mir völlig begreiflich; sie signalisiert in der Tat eine mögliche Gefahr. Anderseits spricht die Überzeugung von der im Tode endgültig werdenden Lebensentscheidung eine unumstößliche Wahrheit aus. Auch darf man nicht vergessen, daß hier ausdrücklich von etwas Verborgenem die Rede ist, das ja inmitten der Schrecknis des »naturalen« Sterbens geschehe, möglicherweise allem Anschein zum Trotz.

Aber auch dies Verborgene bleibt nicht völlig unbezeugt, und in unserer eigenen inneren Erfahrung findet sich Antwort und Bestätigung genug. – Am ehesten, so scheint mir, leuchtet es uns ein, daß alles menschliche Sterben, wie sehr auch immer uns von außen her, als Naturereignis, zustoßend, mehr sein muß als ein bloßes Abreißen der Lebensfunktionen; daß vielmehr jedes menschliche Leben in Wahrheit zu Ende geht und zu seinem Ende kommt und nicht nur eines Augenblicks »aufhört«. Immer also, das wird hier gesagt, ist der Tod ein das Dasein von innen her abschließender Akt, eine Vollstreckung und Besiegelung, ein wirkliches Zu-Ende-bringen, Vollzug des Lebensganzen, Austragung, Komplettmachen, Unterschrift und Beschluß. Vor allem aber ist mit alledem das sowohl Tröstliche wie auch wiederum unmittelbar Einleuchtende behauptet, daß es einen unzeitigen oder vorzeitigen Tod, genaugenommen, gar nicht gibt. Immer stirbt vielmehr der Mensch, in einem weit exakteren Sinn, als man es meistens realisiert, »am Ende seines Lebens«. Das Einleuchtende dieses Gedankens liegt vornehmlich darin, daß er uns erlaubt und uns darin ermutigt, die Überzeugung von der letzten Nicht-Zufälligkeit des Weltlaufs auch hier, an dieser dunkelsten Stelle, nicht aufzugeben. Und wir stimmen ohne Zögern zu, wenn in der französischen Theologie[18] gesagt wird, diese Deutung des Todes sei sowohl des Menschen wie auch Gottes selber »in höherem Maße würdig«, weil sie die sinistre Vorstellung gar nicht erst aufkommen lasse, als werde der Mensch in seiner letzten Stunde, ohne sich klar entscheiden zu können, unfair überrumpelt. Anderseits behält wohl auch der alte Gebetsruf der

Allerheiligen-Litanei seinen Sinn, der um die Bewahrung vor einem plötzlichen und unvorhergesehenen Tode bittet.
»Einige sterben zu früh, andere zu spät, wenige zur rechten Stunde« – mit dieser apodiktischen Sentenz beginnt der Nachruf, den kürzlich eine führende deutsche Literaturzeitschrift ihrem Verleger gewidmet hat. Setzt man einmal voraus, dies sei nicht nur so dahergeredet [was freilich fast vermutet werden muß], dann ist zu fragen: Wo eigentlich in der Welt gibt es einen für Menschen betretbaren Standort, von dem aus so etwas gesagt und beurteilt werden könnte? Natürlich ist es nicht ganz ohne Sinn, zu sagen, der Tod habe einem jungen Menschen die Zukunft geraubt und ihm die schönsten Hoffnungen zerstört. Aber das ist, wie auch nicht anders denkbar, von außen gesehen. Die nächsten Freunde, die den Toten aus der Nähe kannten, wissen es oft genug schon anders. Und seine wirkliche innere Geschichte kennt niemand. – Auch Jean-Paul Sartre[19] hat behauptet, der Tod könne schon deswegen nicht den Charakter des »Schlußakkords« haben, weil der Zufall über den Zeitpunkt entscheide: »Man müßte uns vergleichen mit einem zum Tode Verurteilten, der sich tapfer auf den letzten Gang vorbereitet, der alle Sorgfalt darauf verwendet, auf dem Schafott eine gute Figur zu machen, und der inzwischen – an der Grippe stirbt.« Das ist zwar eine witzige Formulierung, die sogar in etwa recht hat, inso-

fern sie nämlich eine krampfhaft verfügen-wollende »Todesbereitschaft« ironisiert. Der wahre Sachverhalt aber wird mit alledem überhaupt nicht getroffen. Und wenn Sartre im weiteren das Schicksal des jungen Autors ins Feld führt, der ein großer Schriftsteller zu werden versprach, nun aber plötzlich »vorzeitig« stirbt [Balzac, vor den »Chouans« gestorben, wäre der Autor von ein paar schauerlichen Abenteuer-Romanen geblieben; und so fort] – so ist klar, daß er von etwas ganz anderem spricht als von *dem* Wege, dessen Beendigung hier allein zu Rede steht[20].

Genau diesen Weg der personalen Auszeugung und Selbstverwirklichung meint anderseits die lebendig gesprochene Menschensprache, die sich nicht darin beirren läßt, den guten Menschen, der in jungen Jahren und sogar schon in der Kindheit stirbt, einen »Frühvollendeten« zu nennen. Und daß hier zwar in der Weise der Hoffnung, nicht aber einfachhin euphemistisch geredet wird, ist uns allen im Grunde wohlbekannt. Der siebenunddreißig Jahre alte Helmuth James von Moltke, eine der nobelsten Gestalten des deutschen Widerstandes gegen die Gewaltherrschaft, schreibt in dem großartigen letzten Brief an seine Frau, am Tage vor der Hinrichtung: »... mein Leben ist vollendet, und ich kann von mir sagen: er starb alt und lebenssatt. Das ändert nichts daran, daß ich gern noch etwas leben möchte.«[21]

Freilich ist die »Beendigung des *status viatoris*« nicht notwendig und nicht in jedem Falle dasselbe wie »Vollendung«, wenn auch allem Sterben die innere Richtung auf Vollendung eigentümlich bleibt. Das Komplettmachen und das Zu-Ende-führen des Lebens in einer das Daseinsganze betreffenden und darüber verfügenden Entscheidung geschieht zwar in jedem menschlichen Tode, der also insofern auch immer ein wirklicher Abschluß ist. Vollendung aber heißt nicht nur Entscheidung, sondern gute, richtige, heilbringende Entscheidung, die den Sich-Entscheidenden selber vollkommen macht. – Merkwürdigerweise hat Martin Heidegger in seinen scharfsinnigen Bemerkungen über den Tod diesen Unterschied nicht gesehen. Dies hängt, wie ich glaube, mit der seltsamen Tatsache zusammen, daß in »Sein und Zeit«, obwohl darin alle nur denkbaren Aspekte des Begriffs »Enden« analysiert sind [Enden als Aufhören, als Fertigwerden, als Verschwinden, als Zu-Ende-sein und so fort] [22], dennoch kein Sterbenswort verloren wird über das alte Denkbild »Beendigung des *status viatoris*« [seltsam ist dies deswegen, weil dieses Wort dem Autor von Kindheit an vertraut sein mußte]. So wird es verständlich, daß Heidegger nicht zu sehen vermag, wieso jeder Tod ein in Freiheit vollzogener Abschluß sein kann, *ohne* doch Vollendung sein zu müssen. »Das Dasein hat zwar mit seinem Tod seinen ›Lauf vollendet‹. Hat es damit auch notwendig seine spezifischen Möglichkeiten erschöpft? Werden sie ihm vielmehr nicht gerade genommen? Auch unvollendetes Dasein endet... Enden besagt nicht notwendig Sich-vollenden.« Diese Sätze aus »Sein und Zeit« klingen zunächst zwar recht plausibel. Dennoch ist die Entgegensetzung, die darin ausgesprochen ist, unvollständig und schief; sie spricht nur von zwei Möglichkeiten: entweder rein faktisches Enden und Aufhören oder Sich-Vollenden. Es gibt aber als Möglichkeit noch etwas Drittes, das weder das eine noch das andere ist. Dieses Dritte ist der das Dasein von innen her frei beschließende Akt der Verweigerung und Verneinung. Auch dies gehört zu den Möglichkeiten des geschichtlichen Menschen, den *status viatoris* zu beenden.

VI

Nun aber ist es an der Zeit, einige kritische Bedenken zu erörtern, die sich vermutlich schon lange bereithalten. Widerspricht zum Beispiel diese Vorstellung von einer im Sterben vollzogenen letzten Entscheidung nicht klar dem durchschnittlichen empirischen Befund? Wird damit nicht eine unangefochtene Souveränität und ein Unbehindertsein des Geistes vorausgesetzt, die der Sterbende, nach allem, was wir an ihm wahrnehmen, offenkundig gerade nicht mehr besitzt?

Hierzu ist zunächst etwas andeutungsweise schon Gesagtes in die Erinnerung zu rufen. Nicht nur nämlich gibt jene Vorstellung selber ausdrücklich zu verstehen, daß der den *status viatoris* beendende freie Akt faktisch inmitten einer uns gewaltsam überflutenden Krise, in der Situation eben der sich anbahnenden Auseinanderreißung von Seele und Leib, sozusagen in einem restlichen, von der Katastrophe noch nicht erreichten, ausgesparten Atemraum stattfinde; sondern sie besagt darüber hinaus, daß dieser Akt uns gerade erst durch die Katastrophe selbst als freie Entscheidung abgenötigt werde, daß wir also über unseren Kopf hinweg zu ihr gezwungen werden. »Der Mensch *muß* den Tod in Freiheit sterben, er kann diesen ihm als das Werk seiner Freiheit auferlegten Tod gar nicht vermeiden.«[1] »Der Tod fordert die Freiheit heraus«; *la Mort provoque la liberté*[2].

Vermutlich wird man sagen, hiermit sei etwas noch weit Unwahrscheinlicheres behauptet. – In Wirklichkeit jedoch handelt es sich bei dieser, in der Tat merkwürdigen Verknüpfung von äußerer Nötigung und innerer Freiheit um eine wiederkehrende Struktur, die unserer Erfahrung, der Erfahrung von jedermann, durchaus nicht so fremd ist, wie es zunächst scheint. Es sieht übrigens fast so aus, als sei es wirklich der Tod, den diese Nötigung uns mehr oder weniger deutlich vor die Augen bringen muß, damit es überhaupt zu solcher Freiheit kommt. Anscheinend gibt es keine menschliche Erfahrung, die aus sich selbst mehr reinigende Kraft besitzt als die Erfahrung der Todesnähe, welche sich möglicherweise bereits ankündigt in einem äußersten Schmerz oder in der Erschütterung durch einen schweren Verlust. Jedenfalls ist es eine bedenkenswerte Sache, daß die Menschen offenbar niemals auf den Gedanken gekommen sind, einem Glücksfall läuternde Wirkung zuzuschreiben. Wir selber wissen es, im Rückblick etwa auf die Jahre des Krieges, sehr gut, daß wir niemals innerlich so sehr »richtig« und »in Ordnung« gewesen sind wie im Augenblick höchster Lebensgefahr, wobei uns zugleich dieser Zustand des Von-Grund-auf-Richtigseins, obwohl uns rein durch äußere Bedrängnis abverlangt, als ein Zustand höherer Freiheit in der Erinnerung ist. Solcherart Erfahrung steht wohl auch hinter Kierkegaards[3] Tagebuch-Notiz: »Im Augenblick des Todes ist dem

Menschen durch die Situation geholfen, so wahr zu werden, wie er kann.« Das gleiche bestätigt sich in dem schon angeführten Beispiel des jungen Grafen Moltke und in ungezählten anderen Zeugnissen aus den Hinrichtungsstätten der Gewaltherrschaft. Immer ist es gerade die erzwungene Konfrontierung mit dem Tode, die plötzlich einen grenzenlos sich weitenden Raum innerer Freiheit öffnet. Und wer die während der letzten Stunden vor der Hinrichtung niedergeschriebenen Aufzeichnungen und Briefe liest, meint oft genug die Überraschung der Betroffenen selbst zu spüren; sie sprechen sie ja manchmal selber aus. – Es gibt nicht wenige Argumente gegen die Todesstrafe; aber daß durch sie, wie gelegentlich gesagt worden ist, dem Menschen der eigene Tod geraubt werde, trifft schlechterdings nicht zu. Gäbe es eine solche Möglichkeit überhaupt, dann wäre sie wohl am ehesten realisiert im Falle jener, vielleicht eigens dafür zahlenden Todkranken, die mit allen der Wissenschaft verfügbaren Mitteln über ihre wahre Situation getäuscht werden[4]. Vermutlich kann auch diesen Betrogenen die letzte eigene Entscheidung nicht erspart, genauer gesagt, nicht vorenthalten bleiben. Dennoch hat man mit vollem Recht behauptet, im Vergleich mit ihnen sei der zum Tode verurteilte Verbrecher in einer glücklichen Lage.

»Bewußtes Sterben« – unter diesem Titel hat charakteristischerweise Harald Poelchau, ein deutscher Gefängnispfarrer, der in den Jahren der Gewaltherrschaft der Augenzeuge von vielen hundert Hinrichtungen geworden ist, seine Erfahrungen niedergeschrieben[5]. Der Bericht, in welchem viele überraschende und bewegende Dinge zu lesen sind, macht wiederum vor allem zweierlei deutlich. Erstens die unhemmbare Energie, mit welcher der Mensch in dieser äußersten Situation endgültig Ordnung zu schaffen sucht im Raum seiner inneren Existenz, und die alles andere überschattende Sorge, sich selber in die gebührende rechte Verfassung zu bringen für den letzten Schritt. »Sich zum Sterben rüsten« heißt offenbar nichts anderes als dies. Und es kommt einem die provozierende Behauptung des platonischen Sokrates in den Sinn, tatsächlich gehe es doch so zu, daß niemand das Sterben selber fürchte, wofern man nicht den Verstand verloren habe; in Wirklichkeit fürchte man etwas ganz anderes, nämlich mit Unrecht beladen in den Hades zu gehen[6]. Angesichts des Todes habe es sich gezeigt, so heißt es in Harald Poelchaus[7] Bericht, »daß Schuldbewußtsein nicht in psychologischen Atavismen oder psychotherapeutisch aufhebbaren Belastungen besteht, sondern in der Erkenntnis falscher Lebensentscheidungen ... und daß solche Schuld nur durch Vergebung aufgehoben werden kann, mag es nun Vergebung Gottes oder der Menschen sein. Unvergebene Schuld ist gerade bei bewußtem Sterben das schwerste Hindernis, gefaßt und gelassen in den Tod zu gehen.« Noch wichtiger fast ist die Hinzufügung, daß natürlich niemand unter den Verurteilten das Verhängte anders denn als schreiendes Unrecht angesehen habe; daß aber nur der zu vollem Frieden gekommen sei, der es über sich gebracht habe, sogar noch dieses Unrecht zu vergeben.

Das Zweite, das dieser Bericht auf fast jeder Seite dem Leser zu verstehen gibt, ist, noch einmal, jene verwunderliche Hervorrufung der Freiheit gerade durch die Gewaltsamkeit der Konfrontierung mit dem Tode. Wer aber die Spur dieses Gedankens einmal aufgenommen hat, findet ihn hundertfach bestätigt. So berichtet etwa Ernst Jünger in seinen Nachkriegstagebüchern[8] von einem Aktenstück »Zur Geiselfrage«, das er als deutscher Offizier während der Besetzung Frankreichs anzulegen hatte; er habe diese, im Grunde gegen das Regime gerichtete Sammlung von Dokumenten, die zufällig erhalten geblieben sei, Jahre später noch einmal gelesen: »Die Lektüre ergriff mich aus einem besonderen Grund. Ich hatte meiner Schilderung die Übersetzung der Briefe angehängt, in denen die Opfer von Nantes unmittelbar vor ihrem Tode ihren Nächsten Lebewohl sagten. ... Da steigen andere Signale auf. Nun verliert sich die Furcht und der Haß; das ungetrübte Bild des Menschen tritt hervor. Die Welt der Mörder, der grimmigen Rächer, der blinden Massen und Landpfleger versinkt im Dunkel; ein großes Licht wirft seinen Schein voraus.« Wiederum besagt diese Kennzeichnung, die jedenfalls von einem hervorragenden Diagnostiker stammt, daß die vorausgegangene unendliche Bedrängung und Gewalttätigkeit den gejagten und gehetzten Menschen schließlich, im allerletzten Augenblick, in dem es unwiderruflich ernst wird, einen durch keine Nötigung beengten Daseinsraum zu betreten zwingt, einen weiten freien Platz sozusagen, der auf einmal auch »Zeit genug« läßt, jene Gesamtverfügung über die nun abgeschlossene hiesige Existenz unbehindert zu leisten. Das heißt natürlich nicht, die endgültige innere Ordnung komme in jedem Fall und sozusagen von selbst zustande; die Entscheidung kann sehr wohl auch anders ausfallen. Dennoch bleibt bestehen, daß offenbar die Situation des äußersten Ernstfalls mindestens die Aufforderung in sich enthält und also wohl auch die Möglichkeit, in voller Freiheit den letzten Schritt auf dem Wege zu tun, wodurch dann die ganze Wanderung ein für alle Mal ihren Sinn empfängt.

Wer eines dieser beiden Elemente der menschlichen Todessituation, das Überwältigtwerden oder die Freiheit, zudeckt und unterschlägt, fälscht den Sachverhalt. – Sartre[9] hat durchaus recht, wenn er gegen die von Heidegger proklamierte »Freiheit zum Tode«, welcher »meine Möglichkeit« sein soll, den Einwand erhebt, das Sterben sei doch, nicht anders als das Geborenwerden, einfachhin ein objektiver Vorgang, der »sich mir prinzipiell entzieht«. Man begreift auch Sartres These, daß der

Tod tatsächlich sinnlos sei und absurd, wenn er nichts weiter ist als ein bloßes äußeres Faktum, *un pur fait*, wenn er, anders ausgedrückt, »nicht auf dem Fundament unserer Freiheit erscheint«[10]. Ebendieser Freiheitsaspekt des menschlichen Sterbens allerdings wird von Sartre selbst ausdrücklich geleugnet; und so bringt er sich gleichfalls um die Erkenntnis der ungeschmälerten Realität des Todes. – Auch innerhalb der theologischen Diskussion wird manchmal so gesprochen, als sei man vor die Alternative gestellt, entweder den Tod als eine äußere, fast juridische, vom Menschen rein passiv zu erleidende Verfügung Gottes zu verstehen oder aber als »die Erscheinung der Ausgezeitigtheit des personalen Daseins«[11]. Ein solches Entweder-Oder trifft aber am Entscheidenden vorbei. Sogar der unerbittliche biblische Satz von dem Baum, der, einmal fallend, so liegen bleibt, wie er gefallen ist [Pred. 11, 3], bringt, obwohl er auf den ersten Blick von nichts als blindem Zufall und düsterem Verhängnis zu sprechen scheint, in Wahrheit beides zur Sprache: daß zwar einerseits das Fallen selbst wie auch sein Zeitpunkt einfachhin verfügt ist und dem Menschen entzogen bleibt, daß aber anderseits die bis zuletzt unentschiedene und immer noch korrigierbare Richtung des Falles seiner, des Menschen, Freiheit anheimgegeben ist.

Wer immer zum Beispiel – mit Sokrates und Platon und mit der gesamten menschheitlichen Tradition – das Weistum vom Gericht nach dem Tode als

Wahrheit akzeptiert und wer folglich den Tod des Menschen als ein Ereignis versteht, welches einen unfehlbaren, unaufhebbaren Richterspruch über das nun zu Ende gegangene Leben nach sich zieht und ermöglicht, der setzt ebendamit voraus, daß diesem richterlichen Gesamturteil die gleichfalls das Ganze des Daseins betreffende, endgültige und freie Entscheidung des zu Richtenden zugrunde liegen und vorhergegangen sein muß, ein Akt also, in welchem der Mensch »für die Ewigkeit diejenige Haltung wählt, die er in Wahrheit will« [12], welcher Akt freilich möglicherweise nichts weiter als die Bekräftigung des schon immerzu gelebten Lebens sein mag.

Aber ist es nicht äußerst unwahrscheinlich, daß der Sterbende im durchschnittlichen Fall eines solchen frei verfügenden Aktes der Entscheidung überhaupt fähig sein soll? Schließlich ist der zum Tode Verurteilte noch nicht ein Sterbender. Er faßt das ihm Bevorstehende mit der ungetrübten geistigen Kraft des Gesunden ins Auge und befindet sich offenbar in einer von Grund auf anderen Verfassung als etwa der bei einem Verkehrsunfall tödlich Verletzte; und wiederum ganz verschieden ist die Lage dessen, der nach langer Krankheit allmählich das Bewußtsein verliert und erlischt.

Hierauf würde ich zunächst zu bedenken geben, daß es, auch in der Situation des Verurteilten, der gleiche Mensch ist, der sich mit dem gleichen Todesschicksal konfrontiert sieht, das ihm vielleicht sogar unvergleichlich näher und sicherer ist als gemeinhin dem Sterbenden sonst. Dies Besondere ist es anderseits, wodurch jene paradoxe, jedem menschlichen Sterben eigene Struktur der Verknüpfung von Gewaltsamkeit und Freiheit deutlicher hervorgetrieben wird, wie mit Hammerschlägen – deutlicher als im normalen Fall des natürlichen, das heißt des nicht-verhängten Todes, in welchem die Endgültigkeit des Zeitpunkts, des *terminus ad quem,* durchweg gerade verhüllt und uneindeutig bleibt, so daß bis zuletzt noch immer gesagt und gedacht werden kann, es sei »noch nicht ernst«. So ist, in dieser Hinsicht, das nicht-gewaltsame, »natürliche« Sterben sozusagen kein »reiner Fall« – seltsamerweise, möchte man hinzufügen, wenn man sich nicht noch rechtzeitig daran erinnert, daß der schlechthin paradigmatische Tod gleichfalls der Tod eines Verurteilten gewesen ist.

Wie also, noch einmal, soll eine freie Gesamtverfügung über das eigene Dasein möglich sein, wenn Tod oder Bewußtlosigkeit von einem Augenblick zum andern eintreten – bei einem Explosionsunglück, beim Bombenangriff, beim Flugzeugabsturz, bei einer Hirnblutung? Wo bleibt da Zeit für eine solche Entscheidung? – Ich antworte mit der Gegenfrage: Wieviele Einheiten meßbarer Zeit brauchen wir für eine Entscheidung? Sind wir nicht, zum Beispiel, imstande, im Bruchteil einer Sekunde eine Begebenheit zu träumen, die sich über Jahre erstreckt? Man wird vielleicht sagen, so etwas geschehe eben nur im Traum. Aber das ist kein Argument. Was sich im Traume zeigt, ist, daß unsere Seele jedenfalls fähig ist, das Nacheinander des zeitlichen Ablaufs weithin außer Geltung zu setzen, und daß, wie die Alten es ausgedrückt haben, die Kraft des Geistes selber etwas Überzeitliches und Zeitüberlegenes, *supra tempus*[13], ist. Wir wissen auch auf Grund unmittelbarer Erfahrung, daß zum Vollzug eines Aktes liebender Zuwendung [beispielsweise] nicht mehr vonnöten ist als ein »Nu«, eine unendlich kleine Spanne Zeit, heißt das, die niemand je mit einem Chronometer messen wird. Immer wieder einmal wird berichtet, daß Menschen, die vom unmittelbar drohenden Tode gerettet wurden, im Augenblick vor dem Erlöschen des Bewußtseins ihr ganzes Leben mit allen, längst vergessen geglaubten oder auch wirklich vergessenen Einzelheiten völlig klar vor ihrem inneren Auge hätten abrollen sehen[14] – was man doch wohl verstehen muß als eine Art Angebot, als eine Einladung und zugleich als eine Befähigung zu einer umfassenden Beurteilung, vielleicht auch Verurteilung, dieses gleichen eigenen Lebens, nun freilich auf Grund des denkbar höchsten, absoluten Richtmaßes. Genau dies aber wäre dann jener letzte Schritt auf der Bahn der inneren Existenz, durch den und in welchem der Mensch seine letzte, die von ihm selbst endgültig gewollte und bejahte unabänderliche Gestalt und Verfaßtheit gewinnt.

– Der »Akt« allerdings, in dem das geschieht, könnte sehr wohl zu denken sein als ein von niemandem vernommener, als ein schlechthin unwahrnehmbarer Seufzer, der nicht allein von dem Sterbenden nicht mehr artikuliert werden kann, sondern vielleicht sogar – weil er, nicht anders als die ekstatische Kontemplation, die volle ungeschmälerte Energie der Seele beansprucht [15] – seiner eigenen Reflexion unerreichbar und verborgen bleibt.

Dies Letzte ist schon ein wenig gesagt mit dem Blick auf die in der Tat naheliegenden und gewichtigen Bedenken, die auf Bewußtseinsschwund, Ohnmacht, Unansprechbarkeit, Narkose [und so fort] hinweisen. Schließt nicht all dies den Akt, von welchem hier die Rede ist, geradewegs aus?
Auf diese Frage hat die Grundüberzeugung der Menschheit seit je mit einem völlig bestimmten Nein geantwortet. »Alle säkularen Todeslehren aller Zeiten, aller Völker lassen sich verstehen aus dem tiefen Verlangen des Menschen, den Tod zu einem Akt seiner Freiheit zu machen.« [16] Und was die Christenheit betrifft, so hat sie sich niemals darin beirren lassen, den Sterbenden, selbst wenn an ihm keine Zeichen bewußten Lebens mehr erkennbar sind, und sogar den anscheinend bereits Verstorbenen, noch immer als ein *subjectum capax* der Sakramente zu betrachten und auch so zu behandeln, das heißt, als jemanden, der fähig und gewillt sei, das ihm unter den sakramentlichen

Zeichen zugedachte Heil wirklich zu empfangen. Natürlich ist diese Überzeugung von seiten der positivistischen Aufklärung aller Epochen stets als obskurantische Magie, als vorwissenschaftliche Naivität und als etwas atavistisch Primitives angesehen und abgetan worden. Das Überraschende aber ist, daß jene alte Gewißheit durch die Befunde, welche in den letzten Jahrzehnten die empirische Erforschung des Menschen insgesamt und des Todes im besonderen zutage gefördert hat, eher bestätigt als widerlegt wird. Abgesehen zum Beispiel von dem längst bekannten Faktum, daß Klarheit des Bewußtseins und sogar deutliches Wahrnehmen der äußeren Welt zusammenbestehen können mit dem völligen Unvermögen, sich irgend zu äußern, wissen wir inzwischen auf Grund der Ergebnisse der psycho-somatischen Medizin wie auch der tiefenpsychologischen Forschung, daß gerade die das Schicksal des Individuums bestimmenden Lebensentscheidungen weithin in einer Zone unseres Wesens gefällt werden, die der Registrierung durch das reflektierende Bewußtsein unzugänglich ist. Und wenn die exakt messende und beschreibende, mit den Methoden der wissenschaftlichen Physiologie und Pathologie vorangehende moderne »Thanatologie« zu einem unbestrittenen Resultat gelangt ist, dann ist dies Resultat die Einsicht in die Schwererkennbarkeit dessen, was im Tode des Menschen wirklich geschieht. Vor allem stellt sich – gerade auf Grund

der neuerdings angewandten Techniken der »künstlichen« Lebensverlängerung und »Reanimation« – der Tod als ein unendlich vielstufiger, durch eine unvermutet lange Zeit nach und nach sich vollendender Vorgang dar, der mit dem, was gemeinhin »Tod« heißt, mit dem »relativen« oder »klinischen« Tode keineswegs abgeschlossen ist[17].
Natürlich ist mit alledem nicht etwa positiv »bewiesen«, daß ein Akt der freien Entscheidung das irdische Leben tatsächlich beschließe. Wer aber bestreitet, daß so etwas überhaupt möglich sei, kann sich dafür nicht gut auf »wissenschaftliche« Argumente berufen. In Wirklichkeit kann es gar nicht anders sein, als daß es sich um etwas von Natur Nicht-Nachprüfbares handelt. Wenn schon jeder freie menschliche Akt in einer von niemandem sonst als dem Täter selbst betretbaren Zelle stattfindet, dann erst recht diese letzte Entscheidung, zu deren Wesen es gehört, daß in ihr, nach einem Wort von Karl Rahner[18], der Täter mitsamt seiner Tat sogar aus dem eigenen Gesichtsfeld verschwindet.

Der »letzte Schritt« auf dem Wege kann übrigens, das liegt in der Natur des Sachverhaltes selbst, wirklich nur am Ende des Lebens getan werden. Man kann sich auf ihn vorbereiten; aber er selbst ist dadurch nicht schon festgelegt. Die Bedingungen, unter denen er geleistet werden muß, sind schlechthin neu, nie zuvor dagewesen und mit keiner Entscheidungssituation sonst zu vergleichen. Diese letzte Entscheidung kann also, kurz gesagt, auf keine Weise vorausgenommen werden; sie ist prinzipiell nicht antizipierbar.

Das ist nicht ohne Bedeutung dafür, wie das »Sterbenlernen«, falls es so etwas gibt, etwa beschaffen sein könnte oder müßte. Das in den »rein« philosophischen Todeslehren hierüber ausdrücklich oder einschlußweise Gesagte scheint in besonders hohem Grade unzutreffend, praktisch unbrauchbar und geradezu hoffnungslos zu sein – sofern uns, zum Beispiel, empfohlen wird, unsere Ehre in die Nicht-Unterwerfung zu setzen, vielmehr dem Tode auf die Weise zu trotzen, daß wir das Unabwendbare selber »wählen«. Das Rezept ist übrigens ziemlich alt, obwohl es in immer neuen Varianten auftaucht. Davon ist schon kurz die Rede gewesen. Nirgendwo aber kommt die tiefe Unstimmigkeit und das geheime Gebrechen, woran diese stoische Lebenslehre bereits in ihrer antiken Wurzel krankt, so schonungslos an den Tag wie in ihrer Haltung zum Tode. Daran ist nichts Verwunderliches. Die Maxime, sein Herz durch nichts betreffen und erschüttern zu lassen, mag hin und wieder recht respektabel sein; sie muß aber notwendig absurd werden angesichts eines Ereignisses, dessen ganze Bedeutung eben darin besteht, nicht nur die Kräfte unserer Seele, sondern unser Dasein selbst von Grund auf zu erschüttern. So ist es ein ziemlich fragwürdiger Rat, den etwa Michel de Montaigne[19], in seinem schon einmal zitierten Kapitel »Philosophieren heißt Sterbenlernen«, anzubieten hat: »Um ihm [dem Tode] seine größte Überlegenheit über uns zu entreißen, laßt uns einen, dem gewöhnlichen ganz entgegengesetzten Weg einschlagen. Nehmen wir ihm seine Unheimlichkeit, machen wir ihn uns vertraut, halten wir mit ihm Umgang, bedenken wir nichts so häufig wie den Tod. Stellen wir ihn jeden Augenblick und in jeder Gestalt vor unser inneres Auge. Beim Stolpern des Pferdes, beim Fall eines Ziegelsteins, beim geringfügigsten Nadelstich sagen wir uns gleich immer wieder vor: Wohlan, wenn dies nun der Tod selber wäre? Und dann beißen wir die Zähne zusammen und bieten ihm Trotz.«

Wahrscheinlich ist überhaupt das sogenannte »Denken an den Tod« nicht der rechte *modus*, das Sterben zu lernen. Georges Bernanos[20] läßt in einer seiner letzten dichterischen Arbeiten, im »Dialog der Karmeliterinnen«, die sterbende Priorin sagen: »In jeder Stunde meines Lebens habe ich über den Tod fromme Betrachtungen angestellt, aber das alles nützt mir jetzt gar nichts.« Und als es dem Philosophen Peter Wust zur Gewißheit wird, daß er sein Krankenlager nicht mehr verlassen werde, fragt er sich in einer Tagebuch-Notiz mit offenbar tiefer Bestürzung, warum nun alle Philosophie versage.

Die einzig sinnvolle Vorbereitung auf den Tod und das wirkliche Sterbenlernen müßte wohl, so scheint es, darin bestehen, daß man sich, ohne vielleicht eigens an den Tod zu denken oder gar davon zu reden, auf irgendeine Weise »einübt« in die dennoch niemals antizipierbare, letzte freie Entscheidung, die dem Menschen zugemutet sein wird, wenn er stirbt. Aber von welcher Art ist diese Entscheidung?

Sie ist bisher, mit einer einigermaßen neutralen Kennzeichnung, als totale Verfügung des Menschen über sich selbst charakterisiert worden. Was aber wird hier des näheren und genaueren verfügt? Wie müßte diese Verfügung beschaffen sein, wenn in ihr wirklich der Weg des hiesigen leibhaftigen Lebens zu dem mit ihm selbst gemeinten Ende kommen soll? – Die überzeugendste Antwort, welche auf diese Frage zu haben ist, besagt folgendes: Die letzte Verfügung des Menschen, mit welcher er sein irdisches, viatorisches Dasein zugleich beendet und vollendet, ist ein im strikten Sinn kultischer Akt liebender Hingabe[21], worin der Mensch, sein Todesschicksal ausdrücklich annehmend, sich selber mitsamt dem ihm jetzt entgleitenden Leben Gott darbringt und überliefert. Natürlich ist das keine philosophische Antwort. Es ist die Auskunft der christlichen Theologie, ihre übrigens hier bei weitem noch nicht vollständig wiedergegebene Auskunft[22]. Den Philosophierenden aber, der sie mit Respekt zur Kenntnis nimmt und bedenkt, vermag diese Antwort, sage ich, deswegen zu überzeugen, weil sie sich in einer fundamentalen Stimmigkeit befindet zu der Erfahrung gelebter Existenz. Was nämlich diese Erfahrung unbeirrbar als die verborgene Bauform allen wahrhaft sinnvoll dargelebten Lebens mindestens ahnt, womit aber der einzelne, selbst wenn er dies Strukturgesetz bejaht, noch niemals absolut Ernst zu machen genötigt noch auch Ernst zu machen fähig gewesen ist: daß man nämlich nur das besitzt, was man losläßt, und daß einem verloren geht, was man zu behalten sucht – genau dies zu realisieren ist dem Menschen nun, im Augenblick des Todes, zum ersten und einzigen Mal abverlangt, aber auch ermöglicht und zugetraut: das eigene Leben nicht nur »der Intention nach«, nicht nur »in der guten Meinung« und nicht nur symbolisch und rhetorisch, sondern buchstäblich und wirklich zu verlieren – um es zu gewinnen[23].

Hier freilich tut sich sogleich die neue Frage auf: ... um *welches* Leben zu gewinnen?

VII

Die großartige, schon einmal unvollständig zitierte Passage aus Jean-Paul Sartre, unser Leben bestehe »nicht nur aus Erwartungen, sondern aus Erwartungen von Erwartungen, die selber auf Erwartungen warten«, endet mit einer überraschend sinistren Konklusion. Zunächst freilich wird die Kennzeichnung mit der gleichen Treffsicherheit fortgesetzt: »Diese Erwartungen sind offenbar allesamt auf einen letzten Zielpunkt, *un terme ultime,* bezogen, welcher erwartet sein würde, ohne selber wiederum irgend etwas zu erwarten. Eine Ruhe, welche *Sein* wäre und nicht mehr Erwartung von Sein. Die ganze Kette ist aufgehängt an diesem letzten Zielpunkt.« Das alles ist klar, genau und überzeugend formuliert. Aber nun heißt es: »Die Christen haben versucht, den Tod zu diesem letzten Zielpunkt zu machen«, *de donner la mort comme ce terme ultime*[1]. Das ist, scheint mir, eine schwer begreifliche Mißdeutung des Bildes von der Beendigung des *status viatoris.*

Sterben heißt zwar: den Weg beenden, wie auch das Unterwegs-sein selbst; es heißt: »den Lauf vollenden«. Aber es ist doch gegen den offenkundigen Sinn solcher Rede, zu sagen oder zu meinen, das Entscheidende also sei, daß nun nicht mehr gelaufen werde, daß man haltmache, daß die Pilgerschaft und das Voranschreiten einfach aufhöre – als richte sich die in dieser viatorischen Existenz eingekörperte Erwartung formell auf das bloße Vorübersein des Wanderns, und nicht vielmehr allein auf das Eintreffen am Ziel, auf die Ankunft, darauf also, daß man erreicht und bekommt, um dessentwillen und auf das hin man unterwegs gewesen ist. Anders gesagt: nicht auf den Tod selber und nicht auf das Totsein richten sich die Erwartungen, aus welchen, in der Tat, das menschliche Leben gemacht ist. Niemand, der das Sterben wirklich als die Beendigung des *status viatoris* versteht, kann jemals im Ernst solcher Meinung gewesen sein. Wer einen Weg zu Ende gegangen ist, hat nicht nur etwas hinter sich gebracht; es fängt zugleich auch etwas Neues an. In jenem Gedanken ist immer schon vorausgesetzt, daß die Erwartung des Menschen, genauer gesagt, seine Hoffnung, sich auf etwas richte, dessen er zwar nicht anders als sterbend teilhaftig wird, das aber jenseits des Todes liegt und also über ihn hinaus besteht. Vor allem ist, ob man es weiß oder nicht, bereits mitgedacht, daß im Menschen selber etwas sei, das, nach der Beendigung des Weges, irgendwohin gelangt und sich also durch das Todesgeschehen hindurch und ihm zum Trotz unvernichtet durchhält.

Obwohl es also wahr bleibt, daß die Vorstellung »Beendigung des *status viatoris*« in einem äußerst intensiven Sinn »Ende« bedeutet [so daß sogar, wie schon gesagt, die Endgütigkeit der Trennung von Leib und Seele fast noch überboten erscheint] – dennoch ist darin ein Element, das ausdrücklich

»Nicht-Ende« besagt, vielmehr gerade Übergang, Zukunft, Fortbestand, ja Neubeginn. Anders ausgedrückt: *in* der Beschreibung des Todes selber stellt sich unvermeidlich die Frage nach einer wie auch immer zu denkenden Unzerstörbarkeit und Unvergänglichkeit der Seele, die Frage nach dem also, was man durchschnittlicherweise, nicht besonders glücklich, ihre »Unsterblichkeit« zu nennen pflegt.

An dieser Vorstellung aber hat sich, wie man weiß, seit einiger Zeit ein ziemlich vertracktes Streitgespräch entzündet, worin die einzelnen Stimmen nur schwer unterscheidbar und die ihnen zugeordneten gegnerischen Positionen gar nicht leicht auszumachen sind. – Am klarsten ist noch die alte These des metaphysischen Materialismus, der den Menschen als ein Stück des materiellen Kosmos begreift. Für ihn existiert folglich das Problem eines »persönlichen« Fortlebens überhaupt nicht; im Tode, welcher den Menschen als einzelnen einfachhin »aufhebt«, geschieht nach dieser Meinung nichts weiter als ein Zurücktreten in den stofflichen Gesamtprozeß; mit einem Wort, das Individuum wird, indem es stirbt, mit Leib und Seele ausgelöscht. – Bestürzenderweise gibt es nun eine innerhalb der modernen protestantischen Theologie verfochtene These, die faktisch, wenn auch natürlich von völlig anderen Voraussetzungen her, genau das gleiche behauptet: »Das Sterben des Menschen ist ein wirkliches Zu-Ende-Sein und kein heimliches ›Weitermachen‹ und ›Fortleben‹«[2]; »der christliche Glaube kennt nicht Unsterblichkeit«[3]. Die radikalste Formulierung ist hier schon einmal angeführt worden: »Im Neuen Testament wird gelehrt, daß nicht nur der Leib, sondern auch die Seele stirbt.«[4] Die Anliegen, die hinter diesen scharf formulierten Thesen stecken, werden übrigens gleichfalls klar ausgesprochen; es sind vor allem zwei. Erstens ist man der Meinung, die Realität des Todes werde abgeschwächt und ausgehöhlt, wenn irgend etwas in uns *nicht*-sterblich sein soll. Wird aber einmal der Tod als nicht eigentlich real betrachtet, dann wird – zweitens – notwendig auch, so sagt man, der Glaube an die Auferstehung gegenstandslos[5]. Entweder Unsterblichkeit der Seele oder Auferstehung der Toten: beides zugleich könne nicht wahr sein. »Auferstehung: das ist das gesprengte Grab ... Unsterblichkeit: das ist das geleugnete Grab.«[6] – Forscht man nun nach dem Gegner, der in diesen offenkundig streitbaren Sätzen attackiert ist, so bekommt man es mit einer neuen Komplikation zu tun. Vor allem drei Gegenpositionen werden genannt: die idealistische Unsterblichkeitslehre der Aufklärung; die griechische Metaphysik; die traditionelle katholische Theologie. Von der letzteren übrigens wird gesagt, daß sie einerseits »an diesem Punkte unter dem Einfluß der griechischen Philosophie ... stehe«[7] und daß anderseits »gar kein so großer Unterschied

[sei] zwischen dem Unsterblichkeitsgedanken der Aufklärung und dem des Mittelalters«[8] – womit vor allem die großen Scholastiker gemeint sind, denen nicht zu Unrecht eine gewisse Repräsentanz innerhalb der katholischen Lehrtradition zugesprochen wird.

So etwa stellt sich, sehr summarisch skizziert, die gegenwärtige Situation des Streitgesprächs zum Thema »Unsterblichkeit« dar. Sie spiegelt allerdings, wie zu erwarten, nicht allein die objektive Kompliziertheit des Gegenstandes selbst, sondern zugleich auch das verwickelte Ineinanderspiel geistesgeschichtlicher Einwirkungen und Gegnerschaften. – Das Bild der »griechischen« Philosophie zum Beispiel, das zu Recht als unvereinbar mit der biblischen Lehre vom Menschen gilt, ist weithin nichts anderes als das Resultat einer höchst fragwürdigen Platon-»Interpretation«. – Und was den ungleich schwierigeren Fall der katholischen Theologie betrifft, so gibt es natürlich, nicht anders als in der evangelischen, auch in ihr rationalistische, idealistische, evolutionistische Einflüsse und Thesen; anderseits dürfte sich der unangezweifelte *thesaurus* des in ihr faktisch Überlieferten kaum in ein System expliziter Thesen übersetzen lassen. Einer ihrer modernen Repräsentanten[9] hat etwa kürzlich gesagt, wer nach biblischen Zeugnissen für die Unsterblichkeit suche, »müßte das ganze Neue Testament zitieren«, während, fast zur gleichen Zeit, ein zweiter[10] zu bedenken gibt: »Wer dort von ›Unsterblichkeit‹ ... redet, wo die Bibel einstweilen vom Totsein des Menschen spricht ..., der ist nicht auf das vorbereitet, was die Kirchenväter als die Gnade der *Athanasia* gepriesen haben.« Nun, es steht zu vermuten, daß niemand, dem der gemeinsame Nenner dieser beiden, gleichermaßen aus der Tradition legitimierten Äußerungen verborgen bliebe, je die Unsterblichkeitslehre der ihnen zugrunde liegenden Theologie begreifen wird.

Dennoch soll, noch einmal, von nun an nicht etwa Konfessionsapologetik oder Kontroverstheologie getrieben werden, noch auch überhaupt Theologie. Anderseits hat es wenig Sinn, es ist dem Philosophierenden nicht einmal erlaubt, die Anwesenheit all der genannten Diskussionspartner zu ignorieren; vielmehr findet die Erörterung, auch wenn sie, als philosophierende Erörterung, primär die begegnende Realität selbst im Blick zu halten und zu bedenken hat, ausdrücklich und natürlicherweise angesichts dieser nun einmal so beschaffenen Gesprächssituation statt. Griechische Philosophie, Idealismus, Materialismus, Aufklärung und die ganze Variationsbreite der Möglichkeiten christlicher Selbstinterpretation – all dies zusammen, und vielleicht noch einiges mehr, konstituiert den geschichtlichen Ort, an welchem eine konkrete Stellungnahme zu dem jetzt zur Rede stehenden Gegenstand überhaupt als Frage und Antwort oder auch als Herausforderung erfahren und vollzogen werden kann. Es ist uns einfach nicht möglich, mit unserer Argumentation, und wenn sie noch so sehr »rein philosophisch« zu bleiben beabsichtigt, aus dieser Konfrontierung auszuwandern, ohne sogleich ins Ortlose zu geraten, in einen leeren Raum ohne Echo und Struktur. Wer das nicht wahrhaben will, braucht nur einmal, wie ich es getan habe, den Versuch zu machen, oder dazu genötigt zu werden, an indischen Universitäten über das Thema »Tod und Unsterblichkeit« zu diskutieren.

Das eigentliche Stimulans des gegenwärtigen Streitgespräches ist, so scheint es, noch immer die Absage an *die* Unsterblichkeitsvorstellung, die im philosophischen und literarischen Schrifttum der Jahrzehnte vor und nach der Französischen Revolution formuliert worden ist und die Zeitgenossen mit einer uns kaum noch begreiflichen Heftigkeit bewegt haben muß.

Im Jahre 1767 erscheint eines der am meisten in die Breite wirkenden Bücher der deutschen Aufklärungsphilosophie: Moses Mendelssohns »Phädon oder über die Unsterblichkeit der Seele« – wozu Hermann Hettner[11], der Historiker der Literatur des achtzehnten Jahrhunderts, bemerkt, dies Buch sei für sein damaliges Publikum »nicht bloß eine philosophische Lehre« gewesen, »sondern in Wahrheit eine religiöse Erbauung und Tröstung«; »von allen Seiten« habe man sich »an ihn, den Juden, als ratenden Seelsorger gewandt«. –

1780, ein Jahr vor seinem Tode, faßt Lessing in der Abhandlung von der »Erziehung des Menschengeschlechts« die ganze Lehre des Christentums in den einen Satz: »Und so ward Christus der erste zuverlässige praktische Lehrer der Unsterblichkeit der Seele.«[12] – In Frankreich setzt, 1794, der Rousseau-Schüler Robespierre im Konvent das berühmte Dekret durch, dessen einziger Paragraph nichts anderes besagt, als daß die französische Nation, außer an die Existenz eines Höchsten Wesens, an die Unsterblichkeit der Seele glaube. – Und als Goethe in einem Tischgespräch mit Eckermann [vom 25. Februar 1824] beim Blättern in einem Stammbuch zufällig auf den Erfolgsdichter Christoph August Tiedge zu sprechen kommt und auf die Dichtung »Urania«, seinen 1801 erschienenen *bestseller*, da bricht aus ihm, obwohl er, wie Eckermann bemerkt, »von der heitersten Laune« ist, die Erinnerung hervor an die Jahre, da er von diesem Buche »nicht wenig auszustehen gehabt« habe. Die »Urania« ist ein sechs Gesänge umfassendes Lehrgedicht, das die Kantische Doktrin von der Unsterblichkeit in Verse zu bringen beansprucht – eine inzwischen schlechterdings unzumutbar gewordene Lektüre. Immerhin lohnt es sich, die Schluß-Strophe dieser Dichtung, in welcher übrigens die Unsterblichkeit als allegorische Person vorgestellt und angeredet wird, zur Kenntnis zu nehmen: »Du winkst, wenn mir die letzte Trän' entfließet / Mich zur Vergötterung hinauf /

Ein *Mensch*, ein müder Pilger schließet / Ein *Gott* beginnet seinen Lauf.« Wie gesagt, so etwas erreicht uns einfach nicht mehr. – Goethe aber erzählt von der Zeit, »wo nichts gesungen und nichts deklamiert wurde als die ›Urania‹. Wo man hinkam, fand man die ›Urania‹ auf allen Tischen; die ›Urania‹ und die Unsterblichkeit war der Gegenstand jeder Unterhaltung.« Und er beklagt sich darüber, daß »dumme Weiber, die stolz waren, weil sie mit Tiedge an Unsterblichkeit glaubten«, ihn manches Mal »über diesen Punkt auf eine sehr dünkelhafte Weise examiniert« hätten. Und so weiter. – Es ließen sich noch ungezählte Belege dafür anführen, daß tatsächlich die Unsterblichkeitsidee »das eigentliche Zentraldogma der Aufklärung«[13] gewesen zu sein scheint und zugleich, so hat man gesagt, »der letzte Rest persönlicher Frömmigkeit«, der in dieser Epoche »vom geschichtlichen Christentum noch übrig« geblieben war[14].

Anderseits ist der Zusammenhang mit der christlichen Lehrüberlieferung, gerade er, höchst fragwürdig. Was nämlich war wirklich gemeint mit all jenen so leidenschaftlich diskutierten Vorstellungen von der Unsterblichkeit? – Gemeint war die »große Lüge«[15]: daß – erstens – der Tod etwas im Grunde Unwirkliches sei, ein bloßer Übergang, der den Kern unseres Wesens gar nicht betreffe; und daß – zweitens – das Leben auf der anderen Seite des Todes nichts anderes sei als ein auf Grund von »Tugend« und aus der eigenen Geisteskraft einfachhin und im strikten Sinn fortgesetztes »Weiterleben«; also, in Kants[16] Formulierung, genau die »ins Unendliche fortdauernde Existenz und Persönlichkeit desselben vernünftigen Wesens [welche man die Unsterblichkeit der Seele nennt]«, ein insofern natürlich »besseres«, glückseliges Dasein, als die Seele »von einem unvollkommeneren, sinnlichen Leben zu einem vollkommeneren, immerwährenden, geistigen erhoben wird«[17], worin die Beengungen und Bedürftigkeiten des leibhaftigen Lebens endgütig überwunden sind – ein »bedürftiges Wesen« ist ja der Mensch überhaupt nur, »sofern er zur Sinnenwelt gehört«. Diese letzte Wendung stammt wiederum aus Kants »Kritik der praktischen Vernunft«[18].

Es liegt mir daran, gerade die großen Figuren der deutschen Systemphilosophie mit ihrer unverwechselbaren Stimme und im originalen Wortlaut vernehmlich werden zu lassen. Auf solche Weise wird, wie in einem Testverfahren, plötzlich sichtbar, wie weltenfern nicht wenige ihrer Grundvorstellungen uns bereits geworden sind. Fichte[19] zum Beispiel formuliert seine Idee von der Unvergänglichkeit des menschlichen Geistes folgendermaßen, nicht in einem Gedicht, wohl zu bedenken, sondern in seinen Vorlesungen über die Bestimmung des Gelehrten: »Das was man Tod nennt, kann mein Werk nicht abbrechen ... Ich habe ... die Ewigkeit an mich gerissen. Ich hebe mein Haupt kühn empor zu dem drohenden Felsengebirge und zu dem tobenden Wassersturz und zu den krachenden, in einem Feuermeer schwimmenden Wolken und sage: Ich bin ewig, und ich trotze eurer Macht. Zerreißet das letzte Sonnenstäubchen des Körpers, den ich mein nenne: mein Wille allein... soll kühn und kalt über den Trümmern des Weltalls schweben.« – Solcher Denk- und Redestil ist uns inzwischen, wie jedermann weiß, gründlich vergangen; und auf die idealistische *philosophie rose* ist unverkennbar eine *philosophie noire* gefolgt – wobei freilich zu fragen bleibt, ob nicht die existentialistische Absurditätsphilosophie [zum Beispiel] nur die Schmerzens- und Verzweiflungsform der gleichen idealistischen Absolutsetzung des autonomen Menschen ist. Davon wird später noch ein Wort zu sagen sein.

Zunächst scheint immerhin nichts begreiflicher als der unbezwingliche Wunsch, das Wort »Unsterblichkeit« möchte, nach solch unendlichem Mißbrauch, ein Jahrhundert lang nicht mehr in den Mund genommen werden. Begreiflich ist vor allem der Protest der christlichen Theologie, »Unsterblichkeit« habe nicht das mindeste zu schaffen mit der Lehre des Neuen Testaments. Und man stimmt der Simone Weil[20] von Herzen zu, wenn sie den Unsterblichkeitsglauben für »schädlich« erklärt, weil er »den rechten Gebrauch des Todes« verhindere.

Dennoch, Unsterblichkeit gehört zu den Grundworten der Menschensprache. Und Grundworte sind nicht durch einen Beschluß aus der Welt zu schaffen. Wie oft möchte man nicht, weil es gleichfalls völlig zuschanden geredet scheint, das Wort »Liebe« aus dem Vokabular streichen! Doch ist dies Wort, genau wie das Wort »Unsterblichkeit«, nicht zu ersetzen; man kann nicht darauf verzichten[21]. Was man tun kann und tun muß, ist dies: in einer wachsamen, immer neu zu leistenden Bemühung den wahren, ursprünglichen Wortsinn makellos präsent zu halten suchen.

An diesem Punkt meldet sich freilich ein bestimmter theologischer Zwischenruf und Einspruch, der zu bedenken gibt, die Vorstellung einer der geistigen Seele von Natur innewohnenden Unvergänglichkeit, kraft deren sie dann, vom Tode letztlich unbetroffen, in einem »besseren« Leben einfachhin fortexistieren soll – diese Vorstellung sei doch offenbar nichts anderes als eben die Lehre der großen Griechen, Platons vor allem, eine demnach spezifisch *philosophische* Doktrin jedenfalls, begründet mit den Denkmitteln einer rein rationalen Betrachtung der Welt und des Menschen und *ebendarum* für den Christen ohne Belang und unannehmbar und vor allem nicht in Einklang zu bringen mit dem Neuen Testament[22]! Das Fatale an der Aufklärungstheologie, wie übrigens natürlich auch an der mittelalterlichen Scholastik, liege folglich gar nicht in irgendeinem »*Miß*brauch« des Unsterblichkeitsbegriffs, sondern bereits darin, daß

sie diese philosophische [metaphysische, griechische, heidnische] Kategorie überhaupt »gebraucht« und sie mit der christlichen Glaubenslehre zusammenzudenken versucht habe.
Das ist, wie man sieht, eine klare und weitreichende Stellungnahme. Genaugenommen stecken darin zwei verschiedene Behauptungen. – Die eine nimmt die prinzipielle Nicht-Vereinbarkeit einer philosophischen Anthropologie, wenn nicht der Philosophie insgesamt, mit der christlichen Theologie und dem Neuen Testament als erwiesen an – eine Überzeugung, auf deren Entkräftung und auf deren Korrektur das ganze Unternehmen dieses Buches, und nicht nur dieses Buches, von Anfang an [unter anderem] zielt, wie sich ohnehin noch ausdrücklich zeigen wird. – Die zweite Behauptung, die jener theologische Einwand enthält, besagt, die Aufklärungstheologie habe im wesentlichen die Unsterblichkeitslehre Platons selber übernommen und wiedergegeben – wogegen sich leicht zeigen läßt, daß sie dies getan zu haben zwar immer wieder, vielleicht guten Glaubens, beteuert, während in Wirklichkeit eher das Gegenteil zutrifft. Und hiervon muß jetzt kurz gesprochen werden. Platon ist schließlich nicht irgend jemand, sondern einer der Begründer allen europäischen Denkens über den Menschen, der noch immer die philosophische Diskussion in Atem zu halten vermag. Außerdem hat die rationalistische Platon-Mißdeutung über die Popularphilosophie und über die Li-

teratur und auf vielen anderen Wegen eine ungeheure Wirkung getan, gleichfalls bis auf den heutigen Tag.

Dieser »Phädon« von Moses Mendelssohn ist ein einigermaßen seltsames Buch. Großenteils ist er einfach eine Übersetzung des platonischen Dialogs »Phaidon«. Die Grenze aber, an welcher der Übersetzer selber zum Autor wird, ist nicht kenntlich gemacht. In der Vorrede heißt es zwar, es sei versucht worden, »die metaphysischen Beweistümer nach dem Geschmack unserer Zeiten einzurichten«, und zum Ende hin habe der Herausgeber sich sogar genötigt gesehen, seinen Führer, also Platon, »zu verlassen«[23]. Aber auch in Mendelssohns Schrift handelt es sich vom Anfang bis zum Schluß um das in der Todeszelle am Tage vor der Hinrichtung geführte Gespräch zwischen Sokrates und den Freunden. Und der unbefangene Leser hat das Ganze als einen zwar »modernisierten«, aber eben doch echten Platon gelesen, als eine aktuelle Platon-Interpretation. Nun gut, so könnte man sagen, was soll dagegen einzuwenden sein? So etwas geschieht ja heutzutage auch; schließlich hat Mendelssohn aus dem »Phaidon« kein Fernsehspiel gemacht![23a] Das ist natürlich völlig richtig; aber die entscheidende Frage bleibt, ob jeweils die Interpretation *stimmt*. Legt man jedoch zum Vergleich die beiden Texte nebeneinander, den »Phädon« und den »Phaidon«, dann stellt sich bald heraus, daß man zwei völlig verschiedene

Bücher vor sich hat, und daß in der Mendelssohnschen Modernisierung gerade der Kern der platonischen Aussage unkenntlich geworden und unterschlagen ist.

Zum Beispiel vermag der Leser des »Phädon« schlechterdings nicht zu erraten, daß es bei Platon überhaupt keine rationale Spekulation gibt über das, was nach dem Tode sein wird; daß vielmehr alles, was in den platonischen Dialogen, nicht nur im »Phaidon«, über die jenseitige Welt gesagt wird, ausdrücklich dem »Mythos« entnommen ist, das heißt, einer Auskunft, deren Autor jedenfalls nicht Platon selber ist, die er vielmehr als »heilige Überlieferung« respektiert und verehrt. »Ich muß einen Heiden haben, um mich auf die Offenbarung nicht einlassen zu dürfen«[24] – so schreibt Mendelssohn, während er an dem Buche arbeitet, an einen Freund, ohne zu ahnen, was es bedeutet, daß Platon seinerseits sich sehr nachdrücklich »einläßt« auf die von ihm selber niemals zu erdenkende Wahrheit der mythischen Erzählung vom Gericht nach dem Tode und vom jenseitigen Schicksal der Toten. Im »Phädon« des achtzehnten Jahrhunderts findet man in der Tat von diesem eschatologischen Mythos kein Wort; Mendelssohn hat ihn einfach gestrichen. Dadurch aber ist nicht allein etwas Entscheidendes ausgelassen, sondern auch das Verbleibende ist gefälscht; die Instrumentation des Ganzen stimmt nicht mehr.

Niemals wird man ferner, nach der Lektüre des

»Phädon«, auf den Gedanken kommen, daß nach Platons Überzeugung »diese« und die »andere« Welt nicht allein durch den Tod geschieden sind, sondern durch das Gericht; und daß keine Gestalt des jenseitigen Daseins denkbar ist, die nicht richterlich verfügte, göttliche Zuteilung wäre. Keineswegs also ist es das bloße Weiterexistieren der Seele, wodurch nach Platons Überzeugung das Leben über den Tod hinaus ein Gegenstand menschlicher Hoffnung sein könnte. Sokrates spricht es aus: für den, der nicht das Gute will, ist Unsterblichkeit eine furchtbare Gefahr[25] – weil »die, welche als unheilbar befunden worden sind wegen der Schwere ihrer Vergehen«, in den Tartaros gestürzt werden, »aus dem sie nie wieder emporsteigen«[26]. Karl Barth, in diesem Punkte offenbar beeindruckt und irregeführt durch die rationalistische Verfälschung Platons, hat vor einiger Zeit in einem Radio-Vortrag[27] zum Thema »Unsterblichkeit« von der Verlorenheit des gottwidrigen Menschen gesprochen, der dem ewigen Tode verfallen sei – woran er die Bemerkung knüpft: »Platon hat es nicht so gesagt.« Die Wahrheit aber ist, daß Platon »es« genau ebenso gesagt hat. – Erst recht besteht nach Platons Meinung für die Guten »die wahre Glückseligkeit« nicht, wie Mendelssohn es seinen aufgeklärten Helden sagen läßt[28], »in den Schönheiten und Vollkommenheiten meines Geistes«, sondern, so jedenfalls steht es, wiederum, im »Phaidon« zu lesen, in dem Wohnen an jenem

Ort, wo in den Tempeln nicht die Bilder der Götter sind, sondern die Götter selbst[29].

Gibt man der Korrektur recht, die schon in diesen wenigen, unsystematisch gegriffenen Bemerkungen enthalten ist, der Korrektur an einigen fundamentalen, durch die aufklärerische Platondeutung in Gang gebrachten und seitdem landläufig gewordenen Irrtümern – dann hat man damit, scheint mir, zugestanden, daß zum mindesten die folgenden Charakterisierungen der platonischen Lehre von Tod und Unsterblichkeit *nicht* aufrechtzuerhalten sind: Man kann – erstens – nicht mehr sagen, für Platon bestehe das Fortleben der Seele in einem bloßen Weiterexistieren ins Unendliche, kraft ihrer eigenen natürlichen Potenz. Zweitens kann nicht gut weiterhin behauptet werden, die »griechische« Lehre von der Unsterblichkeit sei in dem Sinn eine »rein philosophische« Lehre, daß sie ausschließlich gegründet sei auf Empirie und rationale Argumentation; Platon jedenfalls hat sich selbst klarerweise nicht so verstanden. Und schließlich dürfte es kaum möglich sein, dabei zu bleiben, die »griechische« und die christliche Vorstellung von dem, was der menschlichen Seele auf der anderen Seite des Todes widerfahren wird, hätten schlechterdings nichts miteinander zu tun – wobei man zugleich sehr wohl mit Oscar Cullmann[30] der Meinung sein kann, daß »Paulus sicher... Leuten begegnet [sei], die gerade deshalb seine Predigt von der Auferstehung nicht annehmen konnten, weil sie an die Unsterblichkeit der Seele glaubten«.

Übrigens bedarf es, sogar in bezug auf den platonischen Gebrauch dieser Wortverbindung »Unsterblichkeit der Seele«, gleichfalls einer gewissen Richtigstellung. Wir haben uns mit völlig problemloser Selbstverständlichkeit daran gewöhnt, hierin geradezu *den* platonischen Ur-Gedanken zu sehen: das Subjekt der Unsterblichkeit sei wirklich die Seele, welche ja auch als der »eigentliche Mensch« zu gelten habe. Wahrscheinlich aber trifft das nur für den »Platonismus« zu. Platon selbst jedoch ist eben kein Platoniker. – Als er jedenfalls in dem späten Dialog »Phaidros«[31] ganz von frischem, wie es scheint, die Frage zu beantworten versucht, »in welchem Sinn denn ein Lebendiges sterblich oder unsterblich heiße«, da ist auf einmal gar nicht mehr von der Seele allein die Rede. »Wir denken«, so heißt es, »an das Bild eines lebendigen Wesens, seelenhaft und leibhaftig zugleich, beides aber, Seele und Leib, auf immer zusammengewachsen.« Überdies sei Unsterblichkeit nicht als ein bloßer Vernunftbegriff zu denken, den man demonstrieren könne; wir denken sie vielmehr mit dem Blick auf die Götter, »obwohl wir Gott weder gesehen noch ihn hinreichend erkannt haben«. – Weit davon entfernt, eine Definition auch nur zu versuchen, scheint Platon mit diesen Andeutungen immerhin zu sagen: sollte Unsterblichkeit uns jemals geschenkt werden, dann nur so, daß sie nicht der Seele, sondern dem ganzen leibhaftigen Menschenwesen als eine unausdenkbare Teilhabe am Leben der Götter widerfährt; in ihnen allein nämlich ist sie in urbildlicher Vollkommenheit realisiert. »Wer unter Griechen ›unsterblich‹ sagt, sagt Gott.«[32] Platon selber also gesteht hier zu, es sei uneigentliche, inadäquate Rede, die Seele unsterblich zu nennen.

Dennoch ist es nicht ohne Sinn, daß diese Vokabel immer wieder, nicht nur in Platons eigenem, sondern in jedermanns lebendigem Sprachgebrauch, durchschlägt und sich in Erinnerung bringt – auch wenn eigentlich, genaugenommen, nur von der *Unzerstörbarkeit* der Seele gesprochen werden sollte. Was nämlich mit dieser Unzerstörbarkeit in Wahrheit gemeint bleibt, das ist die alles Denken übersteigende Unsterblichkeit – nicht der Seele, sondern des ganzen Menschen.

VIII

Die eingebürgerte Rede von der »Unsterblichkeit der Seele« ist nicht allein deshalb wenig glücklich, weil es, strenggenommen, nur dem Menschen, nicht aber der Seele widerfahren kann, zu sterben oder nicht zu sterben. Vielmehr begünstigt sie außerdem, schon durch die bloße Vokabel, die falsche Vorstellung, daß also im Grunde der Mensch im Tode gar nicht »wirklich« sterbe. Darum erscheint es sinnvoller, statt von der »Unsterblichkeit« von der Unzerstörbarkeit und Unvernichtbarkeit der Seele zu sprechen oder von ihrer Unvergänglichkeit – wie es die großen Lehrer der Christenheit tatsächlich durchweg tun. Im Bedeutungsfelde solcher Namen ist die Destruktionsgewalt des Todes gleichfalls anwesend, sie ist, unbestritten und unabgemildert, geradezu mitausgesagt – indem freilich zugleich behauptet wird, die Seele falle dieser Destruktion nicht ganz und gar anheim. »Der gestorbene Mensch ist tot, obwohl seine Seele lebt« – das möge zwar, so sagt Hermann Volk [1], zugegebenermaßen vielleicht wie eine Ungereimtheit klingen; doch sei schließlich der Mensch insgesamt, auch der lebendige, »eine schwer zu begreifende Wirklichkeit«.

Dennoch muß gesagt werden, was mit jenem Letzten und Äußersten an Unversehrbarkeit, wie auch immer man es benennt, des genaueren gemeint sein soll. In einer so wichtigen Sache haben wir, denke ich, einen gewissen Anspruch auf möglichst präzise Auskünfte. Und wir werden uns nicht leicht abfertigen lassen mit unverbindlichen Vagheiten, wie sie, verwunderlicherweise, etwa Karl Jaspers[2] bereithält: »Die Gegenwart des Ewigen ist schon die Unsterblichkeit«; »wir sind sterblich, wo wir lieblos sind, unsterblich, wo wir lieben«. Das ist ein allzu ungefährer Bescheid. – Was also heißt, pünktlich und genau: Unvergänglichkeit der Seele?

»Vergänglich ist, was möglicherweise auch nicht sein kann; unvergänglich aber, *incorruptibile,* ist, was unvermögend ist, nicht zu sein.« So Thomas von Aquin, in seinem Kommentar zur aristotelischen Metaphysik[3]. Das ist gewiß eine klare Auskunft. *Aber:* kann wirklich die menschliche Seele in solchem Sinn »unvergänglich« heißen? Bedarf es da nicht noch einer näheren Bestimmung oder auch geradewegs einer Einschränkung? Läßt nicht diese Definition möglicherweise eine so buchstäbliche und sozusagen »absolute« Deutung zu, wie ihr Autor sie, in bezug auf die menschliche Seele, niemals akzeptieren könnte? Wenn es zum Beispiel in Spinozas *Ethica*[4] heißt: »Unser Geist ist ewig«, *mens nostra aeterna est;* und wenn Goethe[5] ihn »ein Wesen... ganz unzerstörbarer Natur« nennt, »ein Fortwirkendes von Ewigkeit zu Ewigkeit« – dann sagen beide offenbar nichts anderes, als daß die Seele eben »unvergänglich« sei, nämlich, laut Definition, von solcher Art, daß sie unmöglich nicht sein kann. Dennoch ist völlig klar, daß Thomas solche Denk- und Redeweise leidenschaftlich ablehnen würde. Rein vom Wortlaut seiner Begriffsbestimmung her gesehen, ist er jedoch zunächst wehrlos gegen diese Interpretation. Daß sie aber tatsächlich mit seiner eigenen, das heißt, mit der überlieferten abendländischen Vorstellung von der Unvergänglichkeit der Seele verwechselt und damit gleichgesetzt werden könnte, ist beileibe keine bloß abstrakte Möglichkeit – was jeder rasch erfahren kann, sobald er sich an dem aktuellen Streitgespräch über unser Thema zu beteiligen beginnt.

Noch schwieriger scheint die Abgrenzung gegenüber einer anderen Meinung zu sein. Arthur Schopenhauer hat sie so formuliert: »der solideste Grund für unsere Unvergänglichkeit« sei schließlich »der alte Satz«, wonach nichts Wirkliches je in das Nichts zurückkehren könne, *in nihilum nihil potest reverti*[6]. »Trotz Jahrtausenden des Todes und der Verwesung [ist] noch nichts verloren gegangen, kein Atom der Materie, noch weniger etwas von dem inneren Wesen, welches als die Natur sich darstellt. Demnach können wir jeden Augenblick wohlgemut ausrufen: ›Trotz Zeit, Tod und Verwesung sind wir noch Alle beisammen!‹.«[7] Mit dieser einigermaßen verzweifelt klingenden Selbstermunterung, darüber braucht man nicht groß zu streiten, ist die spezifische Unzerstörbarkeit der geistigen Seele überhaupt noch nicht zur Sprache gebracht; anderseits, auch die Seele müßte natürlich teilhaben an solcher universalen Stabilität des Seins, wofern es sie wirklich gibt. Ebendies aber scheint auch Thomas, indem er die traditionale Lehre der Christenheit formuliert, zu behaupten; jedenfalls sagt er etwas auf den ersten Blick wiederum zum Verwechseln Ähnliches: »Schlechterdings vergänglich kann kein erschaffenes Wesen heißen«[8]; »alle Werke Gottes währen in Ewigkeit«[9]. Auf den zweiten Blick allerdings wird auch der fundamentale Unterschied erkennbar: Thomas redet ausdrücklich von der Welt als *Schöpfung!* Das aber ändert die Sache und kompliziert sie zugleich.

Wer nämlich die Welt wie auch, mit Leib und Seele, den Menschen selber als *creatura* versteht, hervorgegangen, heißt das, aus dem schlechthin existenzsetzenden Willen des *Creator* und also das Sein unverwandt aus diesem schöpferischen Ursprung empfangend – der kann unmöglich zugleich dies aus dem Nichts gerufene Dasein für etwas von sich aus so Stabiles halten, daß sein Zurücksinken ins Nichts ganz und gar undenkbar wäre. Aus eigener Kraft jedenfalls ist die Kreatur, das gehört einfach zu ihrem Begriff, nicht fähig, sich im Sein zu halten. Den Schritt ins Nichts freilich vermögen wir aus eigenem gleichfalls nicht zu tun, nicht einmal das, selbst wenn wir danach auch noch so sehr verlangen sollten. Tatsächlich, wir sind, in einem nun doch sehr buchstäblich zu nehmenden Sinne, »*unvermögend*, nicht zu sein«. – Dennoch bleibt bestehen: »Die geschaffenen Wesen könnten, wie sie aus dem Nichts stammen, auch wieder ins Nichts zurückkehren – vorausgesetzt, es gefiele Gott.« [10] Niemand als der Schöpfer nämlich vermöchte die Erschaffung zu widerrufen und rückgängig zu machen [11]. Und daß dies möglicherweise, angesichts der unendlichen Schändung der Schöpfung durch den geschichtlichen Menschen, ein Akt der *Gerechtigkeit* sein könnte – das zu denken ist sogar der christlichen Überlieferung nicht völlig fremd [12].

Das alles aber ist erst die eine, die sozusagen negative Seite der Münze. Die andere ist ausgesprochen in dem Satze: »Gott ›hat alle Dinge geschaffen, damit sie seien‹ [Weish. 1, 14], und nicht, damit sie ins Nichts zurücksinken.« [13] Das bedeutet: die einzige letzte Verbürgung der Stabilität des Seins ist der unveränderliche kreatorische Wille, kraft dessen alles Wirkliche nicht allein seiend ist, sondern im Selben auch »gut«, das heißt, schöpferisch bejaht und geliebt. Tatsächlich denkt, wer immer überzeugt ist von der Kreatürlichkeit der Welt und seiner selbst, im Begriff »wirklich« *eo ipso* eine so unvergleichliche »Posivität« und eine solch widerständige Beharrungskraft mit, wie sie der vielgerühmte Respekt vor der blanken Tatsächlichkeit des Faktischen noch nicht einmal ahnt. Mag sein, daß dies, auch für die eigene Reflexion, erst in einer äußersten – gedanklichen oder existentiellen – Situation an den Tag kommt. Als man mir zum Beispiel, in einem chinesischen Buddha-Kloster, wenn auch nur mit halbem Ernst, die Prinzipien der Zen-Meditation praktisch zu demonstrieren begann, indem man mir Dutzende Male zu hören gab, ich sei in Wahrheit »nichts« und »niemand«, da habe ich mich schließlich gegen den unheimlichen Sog und die Faszination der »Vernichtsung« nur noch dadurch zur Wehr zu setzen gewußt, daß ich eines Augenblicks lauthals verkündete: Nein, ich bin sowohl ein »Etwas« wie ein »Jemand« – denn Gott hat mich erschaffen!

In der Erschaffung geschieht etwas schlechterdings nicht mehr rückgängig zu Machendes; die einmal ins Dasein getretene Kreatur kann niemals wieder völlig aus der Wirklichkeit verschwinden. – Schon diese mit der Kreatürlichkeit gegebene Unzerstörbarkeit der Seele macht den Gedanken unmöglich, es könne nach dem Tod alles wieder genau ebenso sein wie vor der Geburt. Überraschenderweise hat Karl Barth[14] einmal, das »Zeugnis der Bibel« interpretierend, gesagt, sterblich sein heiße für den Menschen so viel wie existieren »innerhalb, nicht außerhalb der ihm gesetzten zeitlichen Frist: wie nicht vorher, so auch nicht nachher«. Ich frage mich, ob sich das wirklich behaupten läßt, wenn »vorher« heißt: vor der Erschaffung?

Noch immer sind wir daran, die Vorstellung »Unvergänglichkeit der Seele« zu präzisieren; und noch immer haben wir gar nicht formell gesprochen von der spezifischen, die geistige Seele unterscheidend auszeichnenden Unvergänglichkeit. Mit ihr ist ja nicht nur ein irgendwie geartetes Unverlorensein gemeint, nicht ein bloßes Verbleiben im Bestande der Schöpfung im Ganzen [15], sondern eine Unversehrbarkeit, kraft deren sie, die Seele, *in identischer Individualität*, als sie selber über den Tod hinaus im Sein zu beharren und bewahrt zu bleiben vermag. Immerhin ist inzwischen bereits eine deutliche Grenze gezogen gegen den idealistischen Anspruch, als besitze der Geist des Menschen sein Leben aus sich selbst und als halte er sich aus eigener Kraft im Dasein, »fortwirkend von Ewigkeit zu Ewigkeit«. Übrigens bleibt, allem Anschein zum Trotz, auch die nihilistische Absurditätsphilosophie, obwohl in ihr fast ausschließlich die Rede ist von Tod und Frustration, dennoch im Grunde durch genau den gleichen Gottähnlichkeitsanspruch bestimmt. Wir haben sie hier schon einmal als die Schmerzens- und Verzweiflungsform der idealistischen Lehre vom autonomen Menschen bezeichnet. Man könnte auch sagen, der Unterschied liege darin, daß der Existentialismus den gleichen Anspruch im *modus* der Enttäuschung verficht. Enttäuscht sein heißt ja nichts anderes, als die Welt nicht so finden, wie sie, nach der eigenen Meinung, »eigentlich« sein sollte. – Wer aber sich selbst darin versteht, nicht mehr und nicht weniger zu sein als das, was er in Wahrheit ist: *creatura,* ein Geschöpf Gottes – der kann nicht darüber enttäuscht sein, daß er nicht ist »wie Gott«.

Und auch die spezifische Unvergänglichkeit der Seele, obwohl damit eine Stabilität gemeint ist, die weder durch einen Eingriff von außen noch durch ein Erlahmen des eigenen Sein-könnens angetastet werden kann – auch diese *incorruptibilitas* wird er nicht so deuten, als handle es sich um eine souveräne Potenz, welche die Maße der Kreatürlichkeit sprengt. Die individuelle Unvergänglichkeit der Seele ist selbstverständlich gleichfalls etwas in der Erschaffung Empfangenes, etwas freilich ebendamit uns auch wirklich zu eigen Gegebenes, das nunmehr mit zum Bestande unseres Wesens gehört.

Indem ich dies ausspreche, mache ich mich darauf gefaßt, daß in dem Streitgespräch, aus welchem ich mich nun einmal nicht davonmachen kann noch will, ein bestimmter theologischer Einspruch laut wird – ein schon seit langem erhobener Einspruch übrigens, auf den bereits Leibniz [zum Beispiel] zu antworten versucht hat. Wird hier nicht doch, so etwa sagt man [16], eine dem Menschen in Wahrheit gar nicht zukommende, »absolute« Unsterblichkeit in Anspruch genommen – »absolut« insofern, als sie, statt im Willen Gottes, im Wesen der Seele ihre Wurzel haben soll? Leibniz [17] hat hierauf geantwortet, es sei der Sache der Religion doch »sehr viel dienlicher, *infiniment plus avantageux*, zu zeigen, daß die Seelen von Natur unsterblich sind und daß es ein Wunder sein würde, wären sie es nicht, als zu behaupten, daß unsere Seelen von Natur sterben müssen und nur dank einer wunderbaren, einzig auf göttliche Verheißung gegründeten Gnade nicht sterben«. Wahrscheinlich allerdings wird der Verdacht, aus dem sich jener Einwand nährt, durch diese Antwort nicht entkräftet, eher noch verschärft. Entscheidend scheint mir zu sein, was einer unter Schöpfung und Erschaffung versteht. Wenn *creatio* bedeutet, daß Gott, indem er erschafft, das Sein gerade nicht für sich behält, so daß er noch immer der *Allein*-Wirkliche bliebe, sondern es wahrhaft gibt und mit-teilt, dann besitzt offenbar die *creatura* ihr Dasein und ihr Wesen nun tatsächlich als ihr veritables Eigentum, als ihr zwar weiterhin und immerfort von Gott, dem *in* allen Dingen unablässig wirkenden Ursprung, empfangenes, aber eben auf Grund dessen auch wirkliches Eigentum. Alles, was der Mensch »von Schöpfungs wegen« ist und besitzt, das ist und besitzt er »von Natur«. Auf den vorgebrachten Einspruch würde ich also mit der Gegenfrage antworten: Hat etwa unsere natürliche Seinsmitgift, darin inbegriffen die individuelle Unvergänglichkeit der Seele, nicht zugleich im »Willen Gottes« ihren Grund?

Wenn aber wirklich die *incorruptibilitas* zur Natur der geistigen Seele gehört – müßte dann nicht diese Qualität auch für das Denken konstatierbar und erkennbar sein, nicht weniger erkennbar jedenfalls als die Seele selbst? Nun, genau dies wird hier in der Tat behauptet! Die Unzerstörbarkeit der geistigen Seele ist nicht etwas, das sich allein ahnen, mutmaßen oder glauben läßt; man kann sie mit Argumenten erweisen und einleuchtend machen. Freilich sollte klar sein, welcher Art Argumente in diesem Fall erwartbar sind und welche nicht.

Offenkundig befinden wir uns nicht im Bereich unmittelbar empirischer Evidenz – und also kann es einen schlichten »Erfahrungsbeweis« nicht geben. Erst recht befinden wir uns nicht im überschaubaren Bezirk des Quantitativen – was bedeutet, daß mit Messen und Rechnen nichts ausgerichtet werden kann. Und was die nicht primär quantitativ verfahrenden Wissenschaften betrifft, so hat der Biologe Adolf Portmann[18] vor einiger Zeit gesagt, »daß niemand von der Naturforschung in ihrem heutigen Stande eine wissenschaftliche Erklärung über Ursprung und Bestimmung der lebendigen Gestalten erlangen wird, und daß dies nicht minder für eine Blume oder einen Vogel wie für einen Menschen gilt«. Anders ausgedrückt: die Biologie ist »für die Antwort auf die Frage nach der Unsterblichkeit nicht zuständig«[19]; sie vermag das Thema überhaupt nicht legitim zu erörtern.

Was alles miteinander besagt, daß naturwissenschaftliche Argumente hier prinzipiell nicht zu erwarten sind, weder Argumente *für* die Unzerstörbarkeit der Seele noch auch, was vielleicht bedenkenswerter ist, Argumente *gegen* sie. – Weit weniger eindeutig ist der Fall der Psychologie, wofern sie sich nicht gleichfalls als reine Naturwissenschaft versteht. Dem folgenden Satz zum Beispiel könnte man, falls er zutrifft, vielleicht schon eher den Charakter eines Arguments zusprechen: »Im Unbewußten ist jeder von uns von seiner Unsterblichkeit überzeugt.« Sein Autor allerdings, Sigmund Freud[20], hat ihn ausdrücklich nicht für ein Argument gehalten. Jedenfalls aber hat er darauf bestanden, dies sei ein empirisch gewonnener Satz. Und offenkundig handelt es sich um etwas, das auch nicht im entferntesten verglichen werden könnte mit dem Resultat einer Meinungsumfrage. – Natürlich ist Meinungsforschung, wie ich immerhin zwischendurch anmerken möchte, in unserem Falle so gut wie bedeutungslos. Daß vor ein paar Jahren, bei Gelegenheit einer in sechs europäischen Ländern durchgeführten Umfrage, von hundert Deutschen siebenundvierzig bekundet haben, sie glaubten an die Unsterblichkeit[21] – dieses Faktum besitzt klarerweise nicht einen Hauch von argumentativer Kraft, und zwar schon deswegen nicht, weil die Menschen durchweg bei solchen Interviews nur das zum Ausdruck bringen, was sie, in bestem Glauben, für ihre Meinung *halten*,

während es um ihre wirkliche Überzeugung, in bezug auf solche Gegenstände, so bestellt zu sein pflegt, daß sie sich der eilfertigen Abfragung entzieht und vielleicht dem Befragten selbst erst in einem Augenblick existentieller Erschütterung kenntlich wird. – Der angeführte Satz von Sigmund Freud ist, meine ich, etwas völlig anderes; und er wiegt unvergleichlich viel schwerer. Man darf doch mit Fug bezweifeln, daß alle Menschen sich, in der vorbewußten Dimension seelischen Lebens, ausnahmslos und von Grund auf sollten täuschen können über einen so fundamentalen Existenzsachverhalt wie »Unsterblichkeit«.
Dennoch, wir haben es noch nicht mit einem Argument im strikten Sinne zu tun – vorausgesetzt, daß man darunter einen Beweisgrund versteht, der aus der denkend-erkennenden Befassung mit dem zur Rede stehenden Gegenstand selbst gewonnen ist.
Unter den landläufig angeführten Gründen für die Unzerstörbarkeit der Seele sind natürlich Dutzende, die diesem Anspruch nicht Genüge tun. Das heißt allerdings keineswegs schon, daß sie nicht trotzdem aufs äußerste bedenkenswert sein können – wie etwa der Kantische Gedanke, der die Unsterblichkeit »postuliert«, weil sonst die Unbedingtheit der sittlichen Verpflichtung nicht begründbar sei; oder die Erinnerung daran, daß der Mensch sich im Recht weiß, wenn er sein leibliches Leben um höherer Ziele willen darangibt; oder der

Hinweis auf den schlechthin allgemeinen Menschenbrauch der kultischen Totenbestattung; und so fort.

Gibt es aber für die Unzerstörbarkeit der Seele wirklich Argumente im strikten Sinn, das heißt Beweisgründe, gefunden im Wege der Erkenntnis der Realität der Seele selbst? Nun, jedenfalls sind Argumente von genau dieser Art seit einigen tausend Jahren immer wieder einmal formuliert worden. – Eines haben sie ausnahmslos zuwege zu bringen, falls nicht ihr Anspruch sogleich in sich zusammenstürzen soll. Sie müssen nicht bloß einfachhin einen Sachverhalt klären – »einfachhin«: das will sagen, als werde da in neutral-akademischer Unbetroffenheit gefragt: wie verhält es sich? Nein, diese Argumente müssen standhalten und Stand geben gegen eine zunächst einmal völlig unwiderleglich scheinende Erfahrung, gegen die Erfahrung nämlich, daß im Tode sämtliche Lebensäußerungen des Menschen aufhören, auch die geistigen. Es muß also einleuchtend gemacht werden können, wieso die menschliche Seele letztlich unabhängig ist vom Leibe, und daß sie auf Grund ihres Seins, genauer gesagt, auf Grund ihres für uns erkennbaren Seins, in den offenkundigen Zerfall des Leibes nicht hineingerissen werden kann. – Nicht wenige der »klassischen« Argumente aber erheben in der Tat genau diesen Anspruch – mag nun ihr Grundwort lauten: »Einfachheit«, »Im-

materialität«, »Geistigkeit«, »Zeitüberlegenheit«, oder wie immer.
In dieser ohnehin unvollständigen Reihe ist ein Argument noch nicht genannt, von dem nun des näheren die Rede sein soll. Wahrscheinlich haben wir alle eine je verschiedene Affinität zu einem bestimmten Argument, so daß uns folglich die anderen nicht allzu viel besagen. Was mich betrifft, so leuchtet mir das Argument aus der *»Wahrheitsfähigkeit«* am meisten ein. Übrigens findet es sich formuliert in der ganzen Breite der Überlieferung von Platon[22] über Augustin[23] zu Thomas von Aquin. Der Engel und die menschliche Seele, so sagt Thomas[24], seien eben dadurch unvergänglich, *incorruptibiles,* daß sie von Natur fähig seien, Wahrheit zu fassen, *capaces veritatis.* Natürlich ist das nur der Schlußsatz einer Argumentation. Ihre erweisende Kraft hängt daran, daß wirklich Wahrheitserkenntnis, aller Angewiesenheit auf leibliche Organe zum Trotz, ein dennoch von Natur gegen jeden materiellen Ablauf innerlich unabhängiger Vorgang ist. Dies aber wird faktisch, auf Grund der Nötigung durch die Sache selbst, von schlechterdings jedermann anerkannt, ob er es weiß oder nicht, ja sogar von dem, der es ausdrücklich und formell verneint. Es gibt nicht viele Argumente, von denen so etwas behauptet werden könnte. – Aber stimmt die Behauptung wirklich? Sehen wir zu.
Offenbar wird in aller menschlichen Rede der An-

spruch erhoben, Wahrheit erkennen zu können, wenn nicht sogar, sie wirklich erkannt zu haben. Denn Reden heißt: Realität kenntlich machen und mitteilen. Und Wahrheit wiederum ist nichts anderes als das Kenntlichsein von Realität. – Nun ist freilich nicht alles, was aus dem Munde des *homo sapiens* dringt, schon *eo ipso* »menschliche Rede« in solchem Sinn. Wenn die Reizung bestimmter Hirnzentren, etwa während einer Operation, die Sprachmotorik in Gang setzt, so wird niemand eine solche »Äußerung«, selbst wenn sie zufällig einen Sinn ergäbe, wirkliches Sprechen nennen. – Es gibt auch ein rein assoziatives, dem jeweiligen Einfall blindlings folgendes Denken und Sprechen, das zweifellos gleichfalls in hohem Maße das Resultat psychischer und physiologischer Mechanismen ist; während das logisch richtige »Die-Wahrheit-denken« geradezu definiert werden könnte durch den Widerstand gegen die sich anbietenden Assoziationen. – Vor allem aber gibt es *»ideologisches«* Denken, das heißt, ein gerade nicht vom objektiven Sachverhalt, von der Wahrheit also, sondern statt dessen von mehr oder weniger materiellen Interessen bestimmtes Denken. – Entscheidend ist nun folgendes: wann immer jemand solchem ideologischen Denken den Vorwurf macht, »falsches Bewußtsein« zu sein, und wann immer er ihm, was auf dasselbe hinauskommt, den Anspruch bestreitet, »wahr« zu sein, dann hat dieser jemand zugleich, wahrscheinlich ohne es zu wissen, bereits gesagt, daß Wahrheit Unabhängigkeit voraussetzt. Die weithin legitime Wirkung des Marxismus beruht eben hierauf: daß er, auf Grund eines methodischen Prinzips, bestimmte politische oder auch »weltanschauliche« Thesen als sachlich wertlos erweist, *weil* sie das Resultat materieller oder wirtschaftlicher Bedingungen seien. Genau damit aber wird anderseits bestätigt, daß der Wahrheitsanspruch nur auf Grund der Unabhängigkeit gegenüber aller nicht-geistigen Kausalität gilt. Selbst wenn einer behaupten sollte, alle menschlichen Meinungen seien ausnahmslos kraft mechanisch wirkender Notwendigkeit zustande gekommen, etwa als Ergebnis der Produktions- und Klassenverhältnisse oder auch als Sublimierung der *libido*, dann nimmt er in jedem Falle und notwendigerweise und mit völliger Selbstverständlichkeit *eine* Meinung davon aus: die eigene[25]. Er ist schlechterdings genötigt, das zu tun. Warum? Weil er sonst das eigene Vermögen unabhängiger Wirklichkeitserfassung leugnen würde; er würde die Wahrheitsfähigkeit seiner Seele leugnen – und damit ihre Unzerstörbarkeit! Das aber vermag, mit allen Implikationen und Konsequenzen, offenbar niemand zu tun.

Auf seine syllogistische Form gebracht, lautet das Argument also folgendermaßen: Weil die menschliche Seele Wahrheit als solche zu fassen imstande ist; weil sie etwas zu *tun* vermag, das über jeden denkbaren materiellen Ablauf prinzipiell hinaus liegt und von ihm unabhängig bleibt; weil sie, so verstanden, einer *operatio absoluta* fähig ist – darum muß sie auch ein *esse absolutum* haben; sie muß ein vom Leibe unabhängiges *Sein* besitzen; sie muß etwas sein, das durch den Zerfall des Leibes hindurch und über den Tod hinaus Bestand hat[26].

Von welcher Art freilich dieses Weiterbestehen sein wird und wie die Existenzweise der »abgeschiedenen Seele«, der *anima separata,* zu denken sein könnte – darüber gibt es kein fundiertes menschliches Wissen. Und die großen Geister erkennt man fast daran, daß sie hier auch kein Wissen in Anspruch nehmen. Man erkennt sie an ihrem Schweigen. Nicht nur bei Platon, auch bei Thomas von Aquin[27] gibt es keine rein rationale Spekulation über das, was dem Menschen auf der anderen Seite des Todes widerfährt. Selbst die heiligen Bücher der Christenheit, wiewohl sie das Ewige Leben in vielerlei Bildern beschreiben, sagen kaum ein Wort über die Seinsweise der Toten – außer daß sie etwa vom »Entschlafensein« sprechen.
Dies Wort allerdings müßte wohl buchstäblicher genommen werden als es durchweg geschieht. Die Schlafenden wie auch sonst die aus dem Leibe Entrückten sind nicht nur zugleich die in höherem Maße Empfänglichen[28]; sie betreten auch einen Daseinsraum, in welchem zum Beispiel eine neue, un-zeitliche Weise des Dauerns gilt und in wel-

chem unsere Uhren und Zeitmessungen nichts mehr besagen. Die »Zwischen-Zeit«, sich erstreckend vom Augenblick des Todes bis zu der im Glauben erhofften Auferstehung am Ende der Tage, kann unmöglich von der gleichen Art des Dauerns sein wie die Zeit zwischen Geburt und Tod. Zeit, Äon, Ewigkeit sind von einem Augenblick zum anderen auf ganz neue Weise »gleichzeitig« geworden. »Noch *heute* wirst du bei mir im Paradiese sein« (Lk 23,43). Das öffnet zwar dem Nachsinnen und der denkenden Imagination ein weites Feld. Doch ist es uns verwehrt, über mehr oder weniger plausible Mutmaßungen hinauszukommen – was nicht schon heißt, daß die auf einen Reim bedachte Vernunft sie nicht vielleicht großartig finden und sich davon verzaubern lassen könnte.

Wer, durchdrungen von der Erfahrung, daß lebendiges Menschsein sich im wechselseitigen Aufeinanderwirken von Leib und Seele realisiert, im Tode das Ende des wirklichen leibhaftig-geistigen Menschen sieht, der steht, gerade er, verstummt und ratlos vor der Frage, wie denn eine vom Leibe getrennte Seele überhaupt als »existierend«, geschweige denn als »lebendig« vorzustellen sein sollte.

Diese Ratlosigkeit allerdings, die, wie ich überzeugt bin, durch keine gedankliche Spekulation, sei sie philosophisch oder theologisch, aus der Welt zu schaffen ist, könnte möglicherweise die geglaubte Wahrheit von der Auferstehung ganz neu vernehmlich werden lassen – nicht verständlich, aber vernehmlich, vielleicht auch nur vernehmlicher. Die abendländische Theologie hat in der Tat gesagt: weil die letzte Glückseligkeit zugleich das wirkliche Vollendetsein des Glückseligen bedeute, und weil die Seele die Vollkommenheit ihrer Natur, ja sogar die ihr erreichbare Gottähnlichkeit nicht besitze, außer in der Vereinigung mit dem Leibe[29] – darum scheine die Unzerstörbarkeit der Seele geradezu die künftige Auferstehung zu fordern[30].

Die Überwindung des Todes wäre selbst damit freilich, nach der Auskunft dieser gleichen Theologie, weil es auch die Auferstehung zum Gerichte gibt [Joh. 5, 29], noch immer nicht geschehen – gar nicht davon zu reden, daß sie etwa schon im bloßen Unzerstörbarsein der Seele bestehen könnte. Weil aber anderseits, was »von Natur«, das heißt, »von Schöpfungs wegen« ist, immer das Erste[31] ist und die Voraussetzung für alles, was sonst der Kreatur an göttlicher Gabe noch zukommen mag, darum gäbe es, wäre die Seele nicht unzerstörbar »von Natur«, einfachhin nichts und niemanden, die den Tod wahrhaftig besiegende Unsterblichkeit zu empfangen, jenes Geschenk also, für das die heilige Überlieferung der Menschheit ungezählte Namen bereithält: Vollkommene Freude, Ewiges Leben, Großes Gastmahl, Krone, Kranz, Friede, Licht, Heil – und so fort.

Damit ist nun endgültig die Grenze berührt und vielleicht auch schon ein wenig überschritten, die dem Philosophierenden gesetzt ist. Diese Grenze wirklich zu erreichen – darin liegt, wie ich glaube, die wahre Bedeutung und die spezifische Chance der Philosophie. In ihren großen Figuren hat sie sich immer als eine Aufforderung verstanden, über das Philosophieren hinauszudringen. Wenn diese Aufforderung im jetzigen Falle deutlicher als sonst vor uns hintritt, dann bestätigt sich darin nur noch einmal, daß der Tod ein im besonderen Sinn philosophisches Thema ist, wie wir es ganz zu Anfang gesagt haben.

An ebendiesen Anfang schließt sich auch die leicht aggressive Bemerkung Sören Kierkegaards[32], mit der diese Betrachtung zu Ende gebracht sein soll: »Ehre sei der Gelehrsamkeit und Ehre sei dem, der die gelehrte Frage nach der Unsterblichkeit gelehrt behandeln kann. Aber die Frage nach der Unsterblichkeit *ist* keine gelehrte Frage. Sie ist eine Frage der inneren Existenz, eine Frage, welcher der einzelne sich stellen muß, indem er Einkehr hält bei sich selbst.«

ANMERKUNGEN / REGISTER

Die Autoren der drei Vorsprüche sind Jean-Paul Sartre, Samuel Beckett, Papst Johannes XXIII. – Der originale Wortlaut ist folgender:
Il est absurde que nous soyons nés, il est absurde que nous mourions [J.-P. Sartre, L'Être et le Néant. 18. Aufl., Paris 1949, S. 631]. – All I regret is having been born, dying is such a long tiresome business I always found [S. Beckett, From an abandoned work. Edition Suhrkamp; Nr. 145. Frankfurt a. M. 1966, S. 16. – Ogni giorno è buono per nascere; ogni giorno è buono per morire. Discorsi, Messaggi, Colloqui del Santo Padre Giovanni XXIII. Vol. V, Roma 1964, pag. 310.

I

[1] Hermann Volk, Das christliche Verständnis des Todes. Münster 1957, S. 8.
[2] Confessiones 4, 4, 9.
[3] Paul Ludwig Landsberg, Die Erfahrung des Todes. Luzern 1937, S. 53 f.
[4] Arthur Schopenhauer, Sämtliche Werke. Insel-Verlag, Leipzig o. J., Bd. 2, S. 1240.
[5] Tusculanae Disputationes I, 75.
[6] Dominicus Gundissalinus, De divisione philosophiae. Hrsg. Ludwig Baur. Münster 1903, S. 7.
[7] Cassiodorus, De artibus et disciplinis liberalibus, cap. 3. Migne, Patrologia Latina, Bd. 70, 1167.
[8] Horum [philosophorum] te mori nemo coget, omnes docebunt. Seneca, De brevitate vitae 15, 1.
[9] Epiktet, Gespräche [nach Arrian] II, 1, 36.
[10] Michel de Montaigne, Essais I, 20. Auswahl und Übersetzung von Herbert Lüthy. Zürich 1953, S. 133.
[11] Phaidon 107 c 4.
[12] Soliloquia II, 1.
[13] Max Scheler spricht vom »Typus moderner Mensch«, der »vom Fortleben vor allem darum nicht viel [hält], da er den Kern und das Wesen des Todes im Grunde leugnet«;

er allein habe kein Symbol gefunden für den Tod: »denn er ist für das Erleben nicht da«. Max Scheler, Tod und Fortleben. Schriften aus dem Nachlaß. Bd. 1. Berlin 1933, S. 8, 26. – Der englische Anthropologe und Soziologe Geoffrey Gorer behauptet [Die Pornographie des Todes, in: Der Monat; Bd. 16 (1956); Nr. 92], das Wort »Tod« dürfe »in einer großen und angesehenen Tageszeitung, dem in Boston erscheinenden Christian Science Monitor, niemals gedruckt werden« [S. 61]. – Sogar die [amerikanischen] Bestattungs-Institute suchen durch eigene Sprachregelungen das Faktum des Sterbens möglichst unerwähnt zu lassen. So have the funeral men managed to delete the word death and all its associations from their vocabulary. Jessica Mitford, The American way of death. New York 1963, S. 77. – Deutsche Ausgabe: Der Tod als Geschäft [Ullstein-Taschenbücher, Nr. 573], Frankfurt a. M.–Berlin 1966. S. 58.

[14] Hans Urs von Balthasar, Der Tod im heutigen Denken, in: Anima. Jg. 11 [1956], S. 293.

[15] Achim Mechler, Der Tod als Thema der neueren medizinischen Literatur, in: Jahrbuch für Psychologie und Psychotherapie. Jg. 3 [1955], S. 371.

[16] Martin Heidegger, Sein und Zeit. 6. Aufl., Tübingen 1949, S. 240.

[17] Karl Jaspers, Psychologie der Weltanschauungen. Berlin 1919, S. 231.

[18] Adolf Faller, Biologisches von Sterben und Tod, in: Anima. Jg. 11 [1956], S. 265.

[19] John Henry Newman, Grammar of Assent. London 1892, S. 36 f.

[20] Tod und Fortleben, S. 9.

[21] Augustinus, Psalmenkommentar 38, 19.

[22] Sermones 97, 3; 3.

[23] Essais I, 20; dtsch. Übersetzung S. 131.

[24] Z. B. Phaidon 64 a.

[25] All men think all men mortal but themselves. Edward Young, Works. London 1774, Vol. III, pag. 17.

[26] Martin Heidegger, Sein und Zeit, S. 253.

[27] Gabriel Marcel, Geheimnis des Seins. Wien 1952, S. 472.

[28] Die Erfahrung des Todes, S. 32 – Auch Gabriel Marcel

sagt etwas Ähnliches: »In einer Welt, aus welcher unter dem verkarstenden Einfluß der Technik die intersubjektiven Beziehungen völlig verschwunden wären, würde auch der Tod aufhören, ein Geheimnis zu sein; er würde zum bloßen Faktum, gleich der Zerstörung eines Geräts.« Geheimnis des Seins, S. 470 f.

[29] Thomas von Aquin, Sentenzenkommentar 3 d. 35, 1, 21. – Das Wort stammt von Richard von St. Viktor.

II

[1] Zitiert bei Viktor-Emil von Gebsattel, Aspekte des Todes, in: Synopsis. Studien aus Medizin und Naturwissenschaften. Heft 3. Hamburg 1949, S. 62.

[2] Ebd.

[3] Zitiert bei Eugen Korschelt, Lebensdauer, Altern und Tod. 3. Aufl., Jena 1924, S. 405.

[4] Ebd.

[5] Viktor-Emil von Gebsattel, Aspekte des Todes, S. 62.

[6] Vgl. etwa Apg. 13, 36.

[7] Sören Kierkegaard, Religiöse Reden. Übersetzt von Theodor Haecker. Leipzig 1936, S. 159 ff.

[8] »Es ist ein, vornehmlich in der frommen Sprache üblicher Ausdruck, einen sterbenden Menschen sprechen zu lassen: er gehe aus der Zeit in die Ewigkeit.« So beginnt Immanuel Kant seine späte Abhandlung [1794] »Das Ende aller Dinge«. Gesammelte Schriften [Ausgabe der Preuß. Akademie der Wissenschaften], Bd. 8, S. 327.

[9] Sit humus cineri non onerosa tuo. Ovid, Amores III, 9; 68.

[10] 1 Kor. 15, 26. 55.

[11] Euripides, Alkestis. Erste Szene des ersten Aktes [Übersetzung von Wilamowitz]. – Vgl. auch Homer, Ilias 16, 672 f.; ferner Hesiod, Theogonie 212; 756 ff.

[12] Georg Simmel, Rembrandt. Leipzig 1917, S. 91, 94.

[13] Epikur, Von der Überwindung der Furcht. Übers. Olof Gigon. Zürich 1949, S. 45. – Auch Ernst Bloch hat das alte

Sophisma neuerdings wiederholt. Das Prinzip Hoffnung. Frankfurt a. M. 1959, S. 1391.

[14] Vom 19. März 1827.

[15] Tag- und Jahreshefte 1807. Autobiographische Schriften [Insel-Ausgabe], Bd. 3, S. 536.

[16] Der Tod im heutigen Denken, S. 296.

III

[1] Phaidon 64 c 4; ähnlich Gorgias 524 b 2.

[2] Vgl. Adolf Faller, Biologisches von Sterben und Tod, S. 266.

[3] Compendium Theologiae 1, 230; nr. 483.

[4] So Karl Rahner, Zur Theologie des Todes. Freiburg i. Br. 1958, S. 18. – Immerhin könnte man Pred. 12, 7 anführen: »Zurückkehren soll der Staub zu der Erde, von wo er genommen ist, und der Geist kehre heim zu Gott, der ihn gegeben hat.«

[5] Karl Rahner, Zur Theologie des Todes, S. 18.

[6] Ebd., S. 19.

[7] Platon, Alkibiades 129 e 11; 130 c 5.

[8] Etienne Gilson, History of Christian Philosophy in the Middle Ages. London 1955, S. 361 f.

[9] Summa theologica I, 75, 4.

[10] Karl Jaspers, Descartes und die Philosophie. Berlin-Leipzig 1937, S. 79.

[11] Vgl. Jacques Maritain, Trois Réformateurs. Paris 1925. In diesem Buche ist das Kapitel über Descartes überschrieben: Descartes ou l'Incarnation de l'Ange. S. 75.

[12] Cap. 16.

[13] Betrachtungen 4, 41.

[14] Arthur Schopenhauer, Sämtliche Werke, Bd. 5, S. 293.

[15] Ebd., Bd. 2, S. 1250.

[16] So in der [in Leiden erscheinenden] internationalen Zeitschrift Novum Testamentum, Jg. 2 [1957], S. 158, in einer Rezension von Oscar Cullmanns Aufsatz »Unsterblichkeit der Seele und Auferstehung von den Toten« [Theologische Zeitschrift, Jg. 12; 1956; Festgabe für Karl Barth].

[17] Hermann Volk, Das christliche Verständnis des Todes, S. 26.
[18] Vgl. hierzu Oscar Cullmanns Aufsatz »Unsterblichkeit der Seele und Auferstehung von den Toten«, S. 128.
[19] 1 Kor 15, 53 f.; 1 Tim 6, 16.
[20] Summa theologica I, 97, 1; I, 97, 4; I, 76, 5 ad 1.
[21] Summa contra Gentes 4, 82.
[22] J. G. Fichte, Die Anweisung zum seligen Leben, oder auch die Religionslehre. 6. Vorlesung. Werke. Hrsg. Fritz Medicus. Leipzig 1911 ff., Bd. 5, S. 200.
[23] Platon, Apologie 34 e 2.
[24] Ebd., 34 d 4.
[25] Phaidon 111 b 7.
[26] Summa theologica I, 75, 4.
[27] ... ex ratione humanae naturae, ad quam pertinet verum corpus habere. Summa theologica III, 5, 1.
[28] Quaest. disp. de spiritualibus creaturis 2 ad 5.
[29] De unitate intellectus 1, 6: Anima unitur corpori non sicut nauta navi sed sicut forma.
[30] Quaest. disp. de potentia Dei 5, 10 ad 5: Anima corpori unita plus assimilatur Deo quam a corpore separata, quia perfectius habet suam naturam.
[31] Obwohl das Konzil von Vienne [1311/12] den Satz von der anima forma corporis zur verbindlichen kirchlichen Lehre erklärt hatte.
[32] Oscar Cullmann, Unsterblichkeit der Seele und Auferstehung von den Toten, S. 138.
[33] Thomas von Aquin, Summa theologica I, 50, 5.
[34] Phaidon 115 c 4.
[35] 1, 15; nr. 108.
[36] Norbert Luyten in: Unsterblichkeit. Basel 1957, S. 17.
[37] C. S. Lewis, Wunder. Eine vorbereitende Untersuchung. Köln-Olten 1962, S. 146.
[38] L'homme étant un composé d'âme et de corps, l'âme séparée n'est pas un homme. Elle reste un être humain, évidemment, et même .. un être qui a acquis son ultime perfection naturelle. C'est en ce sens qu'à cet endroit et à quelques autres, on l'appelle homme. Émile Mersch, La théologie du Corps Mystique. 4. Aufl., Brügge 1954. Bd. 1,

S. 152. – »Eine sichere Aussage, welches Maß von Lebendigkeit die auch nach dem Tode noch existierende Seele auf Grund ihrer unzerstörbaren geistigen Wirklichkeit hat, gehört nicht zum Glaubensgut; die noch existierende Seele ist nicht der Mensch.« Hermann Volk, Handbuch theologischer Grundbegriffe, Bd. 2, München 1963, S. 672.

39 Anima separata est pars rationalis naturae, scilicet humanae, et non tota natura rationalis humana, et ideo non est persona. Quaest. disp. de potentia Dei 9, 2 ad 14. Vgl. auch Summa theologica I, 29, 1 ad 5; I, 75, 4 ad 2.

40 Helmut Thielicke, Tod und Leben. Studien zur christlichen Anthropologie. 2. Aufl., Tübingen 1946, S. 195.

41 Hans Urs von Balthasar, Der Tod im heutigen Denken, S. 294.

IV

1 Symposion 189 d 6.

2 Zu Karoline von Wolzogen. Schillers Leben. Tübingen 1830, S. 268 ff.

3 L'Existentialisme est un Humanisme. Paris 1946, S. 22.

4 L'Être et le Néant, S. 617.

5 Arthur Schopenhauer, Sämtliche Werke, Bd. 2, S. 1288.

6 Ebd., Bd. 2, S. 1295.

7 Tod und Fortleben, S. 19.

8 Epiktet, Gespräche IV, 7; 15.

9 Das christliche Verständnis des Todes, S. 14.

10 Romano Guardini, Die letzten Dinge. Würzburg 1952, S. 14.

11 Cullmann, Unsterblichkeit der Seele und Auferstehung, S. 137; vgl. auch Anmerkung 13.

12 Maximen und Reflexionen. Hrsg. Günther Müller [Kröners Taschenausgabe]; Nr. 505.

13 Zu Riemer; Juni 1807.

14 Gespräche mit Eckermann; 15. 2. 1830.

15 Thomas von Aquin, Compendium Theologiae 1, 227; nr. 477.

16 Ebd., nr. 475.

[17] Quaest. disp. de veritate 26, 6 ad 8.
[18] Zitiert bei Joachim Wach, Das Problem des Todes in der Philosophie unserer Zeit. Tübingen 1934, S. 27.
[19] Brief an Neuffer vom 8. Mai 1795.
[20] Gesammelte Werke. Musarion-Ausgabe. München 1922 ff., Bd. 13, S. 120.
[21] Ebd., Bd. 19, S. 185, 347.
[22] Ebd., Bd. 16, S. 225.
[23] Ebd., Bd. 19, S. 174.
[24] Ebd., Bd. 10, S. 74.
[25] Hermann Diels, Die Fragmente der Vorsokratiker. 7. Aufl., Berlin 1954, Bd. 1, S. 89.
[26] Symposion 193 a 2.
[27] De ira 1, 16.
[28] Karl Peters, Artikel »Strafe«, in: Staatslexikon, Bd. 7, Freiburg i. Br. 1962, Sp. 730.
[29] C. S. Lewis, Über den Schmerz. Herder-Bücherei, Freiburg i. Br. 1966, S. 93 f.
[30] Thomas von Aquin, Summa contra Gentes 4, 90: Poena proportionaliter debet culpae respondere.
[31] Thomas von Aquin, Qaest. disp. de malo 1, 4; Summa theologica I, II, 46, 6 ad 2.
[32] Dionysius Areopagita, De divinis nominibus 4; § 22; 213. Vgl. dazu den Kommentar des Thomas von Aquin 4, 18; nr. 527.
[33] Thomas von Aquin, Summa theologica II, II, 19, 1.
[34] Augustinus, Confessiones 10, 28, 39. – Thomas von Aquin, Summa theologica II, II, 34, 2 ad 3.
[35] Augustinus, De libero arbitrio 1; Fulgentius, De fide ad Petrum [früher für ein Werk Augustins gehalten], cap. 21. – Thomas von Aquin, Quaest. disp. de malo 1, 4; Summa theologica I, 48, 5; Sentenzenkommentar 3 d. 34, 2, 3, 1.
[35a] Alexander Solschenizyn erzählt von einem seiner Mitgefangenen, einem Arzt, der sich vom jüdischen Glauben zum Christentum bekehrt hat und der mit Recht befürchtet, man werde ihn ermorden. Dieser außerordentliche Mann schließt seinen nächtlichen Lebensbericht mit den Worten: »Ich habe mich davon überzeugt, daß keine Strafe in diesem irdischen Leben unverdient kommt. Es ist durchaus möglich, daß sie

nicht für das kommt, was unsere offensichtliche Schuld ist. Aber wenn wir unser Leben durchforschen und uns tief hineinversenken, so werden wir immer jenes Verbrechen finden, für das wir jetzt büßen.« Der Archipel Gulag. Folgeband. Bern 1974. S. 590 f.

36 Romano Guardini, Die letzten Dinge, S. 13 f.

37 Sigmund Freud, Zeitgemäßes über Krieg und Tod. Gesammelte Werke. London 1946 ff., Bd. 10, S. 341.

38 Karl Jaspers, Psychologie der Weltanschauungen, S. 231.

39 Arthur Schopenhauer, Sämtliche Werke, Bd. 2, S. 1270.

40 Jacques Maritain, Von Bergson zu Thomas. Cambridge, Mass., USA 1945, S. 146.

41 So Alfred Bertholet in: Religion in Geschichte und Gegenwart. 2. Aufl., Bd. 5, Sp. 1190.

42 Karl Rahner, Zur Theologie des Todes, S. 49.

43 Ebd., S. 50.

44 Ebd., S. 49.

45 Summa contra Gentes 4, 50 [1].

46 Arthur Schopenhauer, Sämtliche Werke, Bd. 2, S. 1295.

47 So könnte man sagen in Analogie zu Augustins Satz: Wir sehen die Dinge, weil sie sind; sie sind aber, weil Gott sie sieht. Confessiones 13, 38; De Trinitate 6, 10.

48 II, II, 164, 1 ad 1.

49 Quaest. disp. de malo 5, 5 ad 17.

50 Sentenzenkommentar 3 d. 16, 1, 1.

51 Alfred North Whitehead, Adventures of Ideas. New York 1956, S. 290 f.

52 Karl Rahner, Zur Theologie des Todes, S. 45. – Ähnlich Hermann Volk: »Nach der Schrift [findet] in der tötenden Gewalt des Todes die destruktive Macht der Sünde ihren deutlichsten Ausdruck.« Handbuch theologischer Grundbegriffe, Bd. 2, S. 672.

53 Vgl. Thomas von Aquin, Summa theologica I, 97, 1.

54 Ebd., I, 76, 5 ad 1.

55 Karl Rahner, Zur Theologie des Todes, S. 33.

56 Quaest. disp. de malo 5, 5. Vgl. auch Summa theologica II, II, 164, 1 ad 1; Compendium Theologiae 1, 152.

57 Si ad naturam corporis respiciatur, mors naturalis est. Thomas von Aquin, Compendium Theologiae 1, 152.

[58] Mors non est naturalis homini ex parte suae formae. Thomas von Aquin, Summa theologica II, II, 164, 1 ad 1.
[59] Anima amisit virtutem qua posset suum corpus continere immune a corruptione. Thomas von Aquin, Quaest. disp. de malo 4, 3 ad 4.
[60] Aptitudo quaedam naturalis ad eam [= immortalitatem] convenit homini secundum animam. Ebd. 5, 5.
[61] Christus autem mortuus est non necessitate, sed potestate et propria voluntate. Thomas von Aquin, Compendium Theologiae 1, 230; nr. 483.
[62] Sentenzenkommentar 3 d. 16, 1, 1 ad 5.
[63] Vgl. Ernst Bloch, der »die Gewißheit des Klassenbewußtseins« »ein Novum gegen den Tod« und »ein Kraut gegen den Tod« nennt. Das Prinzip Hoffnung, S. 1380, 1383.
[64] Teilhard de Chardin nennt den Tod »ein notwendiges Funktionsglied im Mechanismus und in der Aufwärtsbewegung des Lebens«. Der Mensch im Kosmos. München 1959, S. 309. Aber natürlich kann im übrigen Teilhard de Chardin nicht einfachhin dem »weltanschaulichen Evolutionismus« zugeordnet werden. Vgl. hierzu Josef Pieper, Hoffnung und Geschichte. München 1967, S. 73–80.
[65] Sein und Zeit, S. 384 f., 266.
[66] Thomas von Aquin, Summa theologica II, II, 164, 1 ad 5.
[67] Per mortem naturalem non purgatur aliquis de peccato actuali, sed per mortem illatam bene potest purgari. Thomas von Aquin, Sentenzenkommentar 4 d. 20, 1, 3 ad 3. Vgl. auch 4 d. 21, 1, 3, 2 ad 3.
[68] Schwerkraft und Gnade. München 1952, S. 151 f.
[69] Karl Rahner, Zur Theologie des Todes, S. 45.
[70] Platon, Gorgias 478.
[71] Grundlinien der Philosophie des Rechts. Hrsg. Joh. Hoffmeister. Hamburg 1955, S. 96.
[72] Sämtliche Werke, Jubiläumsausgabe. Hrsg. Hermann Glockner. Stuttgart 1958 ff., Bd. 16, S. 25. Vgl. auch Bd. 3, S. 47.
[73] Ebd., Bd. 1, S. 485.
[74] C. S. Lewis, Wunder, S. 149.

V

1 Zu J. D. Falk; 25. Januar 1813.

2 Vgl. Karl Rahner, der zwischen dem »naturalen« und dem »personalen« Aspekt des Todes unterscheidet. Zur Theologie des Todes, S. 15.

3 Pensées nr. 172 [L. Brunschvicg].

4 Gabriel Marcel, Être et Avoir. Paris 1935, S. 117.

5 L'Être et le Néant, S. 622.

6 Das Prinzip Hoffnung, S. 285.

7 Philosophische Grundfragen I. Frankfurt a. M. 1961, S. 15 f.

8 Hoc enim est hominibus mors, quod angelis casus; was für die Engel der Augenblick der Prüfung, das ist für den Menschen der Tod. Dieser Satz des Johannes von Damaskus [De fide orthodoxa II, 4] wird, in verschiedenem Wortlaut, von Thomas von Aquin des öfteren zitiert, z. B. im Sentenzenkommentar 2 d. 7, 1, 2; 4 d. 46, 1, 3; in den Quaest. disp. de veritate 24, 10, sed contra 4; in der Summa theologica I, 64, 2.

9 Thomas von Aquin, Quaest. quodlibetales 9, 8 ad 2.

10 Außer Karl Rahner vor allem: Ladislaus Boros, Mysterium Mortis. Der Mensch in der letzten Entscheidung. Olten-Freiburg i. Br. 1962. Palémon Glorieux, In hora Mortis. Mélanges de Science Religieuse. Jg. 6 [1949]. Ders., Endurcissement final et grâces dernières, in: Nouvelle Revue Théologique. Jg. 59 [1932]. Lucien Roure, Le décisif passage, in: Études. Jg. 1928. Roger Troisfontaines, Ich sterbe nicht. Freiburg i. Br.-Basel-Wien 1964, Émile Mersch, La théologie du Corps Mystique. Paris 1944.

11 Roger Troisfontaines, Ich sterbe nicht, S. 140 ff.

12 Karl Rahner, Zur Theologie des Todes, S. 85.

13 Ebd., S. 58.

14 Roger Troisfontaines, Ich sterbe nicht, S. 141, 167.

15 Ladislaus Boros, Mysterium Mortis, S. 9.

16 Roger Troisfontaines, Über den Tod. Paderborn 1954, S. 59.

17 Die Unschuld des Werdens. Der Nachlaß. Hrsg. A. Bäumler. Leipzig 1931, Bd. 1, S. 363.

18 Palémon Glorieux, Endurcissement final, S. 887.

19 L'Être et le Néant, S. 617.

[20] Ebd., S. 623.
[21] Vgl. Du hast mich heimgesucht bei Nacht. Abschiedsbriefe und Aufzeichnungen des Widerstandes 1933–1945. München 1954, S. 223.
[22] Sein und Zeit, S. 244 f.

VI

[1] Karl Rahner, Zur Theologie des Todes, S. 77.
[2] Roger Troisfontaines, Ich sterbe nicht, S. 138.
[3] Sören Kierkegaard, Christentum und Christenheit. Auswahl und Übersetzung Eva Schlechta. München 1957, S. 243.
[4] »Doch in den Kliniken ist es Gewohnheit geworden, den Sterbenden abzudrängen von seinem Tod. Durch die bedenkliche Täuschung, daß er dem Tod noch fern sei, wird der Sterbende seinem Tod entfremdet. Offenkundig gilt diese Suggestion ebensosehr dem Tröstenden selbst.« Achim Mechler, Der Tod als Thema der neueren medizinischen Literatur, S. 382.
[5] In: Synopsis. Studien aus Medizin und Naturwissenschaft. Heft 3. Hamburg 1949.
[6] Platon, Gorgias 522 e 1.
[7] Bewußtes Sterben, S. 23.
[8] Jahre der Okkupation. Stuttgart 1958, S. 179 ff.
[9] L'Être et le Néant, S. 630.
[10] Ebd., S. 623.
[11] Ladislaus Boros, Artikel »Pilgerstand«, in: Lexikon für Theologie und Kirche, 2. Aufl., Bd. 8, Sp. 507 f.
[12] Palémon Glorieux, In hora Mortis, S. 213.
[13] Thomas von Aquin, Summa theologica I, II, 53, 3 ad 3.
[14] Vgl. Lucien Roure, Le décisif passage, S. 405 ff.
[15] Vgl. Josef Pieper, Glück und Kontemplation. 3. Aufl., München 1962, S. 90.
[16] Viktor-Emil von Gebsattel, Aspekte des Todes, S. 86.
[17] Vgl. etwa Henri Bon, La Mort et ses problèmes. Paris 1947, S. 25 ff.
[18] Zur Theologie des Todes, S. 86.
[19] Essais I, 20, S. 128 f.

[20] Deutsch: Die begnadete Angst. Köln 1951, S. 54.
[21] Jean Hild, Der Tod als christliches Mysterium, in: Anima. Jg. 11 [1956], S. 213.
[22] Vgl. hierzu Hermann Volk, Das christliche Verständnis des Todes, S. 83.
[23] »Nur ein einziges Mal, nämlich sterbend, kann er sein Leben, das ihm der Tod raubt, in der Vereinigung mit dem sterbenden Herrn seinem Schöpfer und dem Vater unseres Herrn Jesus Christus so zurückgeben, daß er es verliert.« Ebd., S. 83.

VII

[1] L'Être et le Néant, S. 622.
[2] Helmut Thielicke, Tod und Leben, S. 182.
[3] Gerardus van der Leeuw, Phänomenologie der Religion. Tübingen 1933, S. 294.
[4] Novum Testamentum. Jg. 2, S. 158.
[5] Vgl. Hans Urs von Balthasar, Der Tod im heutigen Denken, S. 295 [»... daß also die Auferstehung des Leibes beinahe nur noch als ein ›Akzessorium‹ erscheint, das fast ebenso gut auch wegbleiben könnte«].
[6] Helmut Thielicke, Tod und Leben, S. 100.
[7] Carl Stange, Die Unsterblichkeit der Seele. Gütersloh 1925, S. 134.
[8] Ebd., S. 12.
[9] Norbert Luyten in: Unsterblichkeit, S. 11. – Auch bei Thomas von Aquin heißt es: »Zahllos [infinitae] sind die Zeugnisse der Heiligen Schrift, welche die Unsterblichkeit der Seele bezeugen.« Summa contra Gentes 2, 79.
[10] Hans Urs von Balthasar, Der Tod im heutigen Denken, S. 299.
[11] Hermann Hettner, Geschichte der deutschen Literatur im 18. Jahrhundert. Hrsg. G. Witkowski. Leipzig 1928, Bd. 2, S. 141.
[12] Paragraph 56; er enthält nur diesen einen Satz.
[13] Carl Stange, Die Unsterblichkeit der Seele, S. 105.
[14] Ebd., S. 99.

15 Nietzsche spricht von der »großen Lüge der Personal-Unsterblichkeit«. Gesammelte Werke, Bd. 17, S. 222.

16 Kritik der praktischen Vernunft. Hrsg. Karl Vorländer. 7. Aufl., Leipzig 1920, S. 156.

17 Hermann Samuel Reimarus, Abhandlungen von den vornehmsten Wahrheiten der natürlichen Religion. 5. Aufl., Tübingen 1782, Kap. 10, § 5, S. 796.

18 S. 61.

19 Einige Vorlesungen über die Bestimmung des Gelehrten. 3. Vorlesung. Werke, Bd. 1, S. 250 f.

20 Schwerkraft und Gnade, S. 106.

21 So begreift man nicht recht, was Karl Beth in »Religion in Geschichte und Gegenwart« [2. Aufl., Bd. 5, Sp. 1398] zu sagen scheint, daß nämlich *aus solchem historischen Grunde* der Begriff Unsterblichkeit aus der dogmatischen Erörterung der neuesten evangelischen Theologie als etwas Nicht-Zugehöriges abgedrängt worden sei.

22 »Die Lehre des großen Sokrates, des größeren Plato läßt sich mit derjenigen des Neuen Testaments nicht in Einklang bringen.« Oscar Cullmann, Unsterblichkeit der Seele und Auferstehung von den Toten, S. 156. – »Unsterblichkeit ist ein Gedanke der griechischen Philosophie, und dieser Gedanke hat nichts zu tun mit der Auferstehung der Bibel.« Novum Testamentum, Jg. 2, S. 158.

23 Moses Mendelssohn, Phädon oder über die Unsterblichkeit der Seele. 4. Aufl., Reutlingen 1789, S. VI f.

23a Wie der Autor dieses Buches es getan hat: Josef Pieper, Kümmert euch nicht um Sokrates. Drei Fernsehspiele. München 1966.

24 Vgl. Hermann Hettner, Geschichte der deutschen Literatur im 18. Jahrhundert, Bd. 2, S. 138.

25 Platon, Phaidon 107 c 4.

26 Ebd., 113 e 5.

27 In: Unsterblichkeit, S. 49.

28 Moses Mendelssohn, Phädon, S. 182.

29 Platon, Phaidon 111 b 7 f.

30 Unsterblichkeit der Seele und Auferstehung von den Toten, S. 155.

31 Platon, Phaidros 246 c.

[32] Erwin Rohde, Psyche. Seelenkult und Unsterblichkeitsglaube der Griechen. 9.–10. Aufl., Tübingen 1925, Bd. 2, S. 2.

VIII

[1] Handbuch theologischer Grundbegriffe, Bd. 2, S. 672.
[2] In: Unsterblichkeit, S. 38. – Vgl. aber auch Karl Jaspers, Philosophie, 2. Aufl., Berlin-Göttingen-Heidelberg 1948, S. 753 ff.
[3] Metaphysik-Kommentar 10, 12; nr. 2145.
[4] V, 31; scholion.
[5] Gespräche mit Eckermann; 2. Mai 1824.
[6] Arthur Schopenhauer, Sämtliche Werke, Bd. 2, S. 1271.
[7] Ebd., S. 1261.
[8] Sentenzenkommentar 1 d. 8, 3, 2.
[9] Quaest. disp. de potentia Dei 5, 9 ad 1; ähnlich ebd. 5, 4 und Summa theologica I, 104, 4.
[10] Quaest. disp. de potentia Dei 5, 4 ad 10.
[11] Sicut solus Deus potest creare, ita solus potest creaturas in nihilum redigere. Thomas von Aquin, Summa theologica III, 13, 2.
[12] Thomas von Aquin, Quaest. disp. de potentia Dei 5, 4 ad 6; ähnlich Sentenzenkommentar 4 d. 46, 1, 3 ad 6; 2, 2, 1 ad 4.
[13] Thomas von Aquin, Quaest. quodlibetales 4, 4.
[14] In: Unsterblichkeit, S. 46.
[15] Thomas von Aquin spricht davon, daß die nichtgeistigen Kreaturen secundum substantiam [Quaest. disp. de potentia Dei 5, 4] oder in suis causis [ebd. 5, 9 ad 1] unvergänglich seien.
[16] Paul Althaus, Die letzten Dinge. 4. Aufl., Gütersloh 1933, S. 90 f.
[17] Gottfried Wilhelm Leibniz, Neue Abhandlungen über den menschlichen Verstand. Darmstadt 1959, S. LVI f.
[18] In: Unsterblichkeit, S. 29.
[19] Ebd., S. 21.
[20] Gesammelte Werke, Bd. 10, S. 341.

[21] Karl Friederichs, Lebensdauer, Altern und Tod. Frankfurt a. M. 1959, S. 199.

[22] Phaidon 79.

[23] De Trinitate 13, 8.

[24] Summa theologica I, 61, 2 ad 3.

[25] Vgl. hierzu C. S. Lewis, Wunder, S. 27f. – Im »Wörterbuch der Marxistisch-Leninistischen Soziologie« (Hrsg. G. Assmann u. a.), Dietz Verlag, Berlin 1977, steht der ebenso aufschlußreiche wie erheiternde Satz zu lesen: »Infolge ihrer objektiven Stellung in der Gesellschaft ist die Arbeiterklasse die einzige Klasse, die keine Sonderinteressen vertritt« (S. 202).

[26] Thomas von Aquin, Sentenzenkommentar 2 d. 19, 1, 1.

[27] Thomas erörtert zwar durchaus Fragen wie die nach der Erkenntnisweise der Seele nach dem Tode [z. B. Quaest. disp. de veritate 19, 1]. Aber er geht dabei ausdrücklich von der *Glaubens*wahrheit aus [Sicut firmiter secundum fidem catholicam sustinemus..., ita sustinere necesse est...].

[28] Vgl. Thomas von Aquin, Quaest. quodlibetales 3, 21; Summa contra Gentes 2, 81.

[29] Thomas von Aquin, Quaest. disp. de potentia Dei 5, 10 ad 5.

[30] Ders., Summa contra Gentes 4, 79.

[31] Ders., Summa theologica I, II, 17, 9 ad 2; Quaest. disp. de veritate 16, 2 ad 5.

[32] Sören Kierkegaard, Abschließende Unwissenschaftliche Nachschrift zu den Philosophischen Brocken. I. Teil. Düsseldorf-Köln 1957, S. 163f. – Die abweichende deutsche Fassung wurde nach dem dänischen Urtext [S. Kierkegaard, Samlede Vaerker. Bd. VII. Kopenhagen 1902, S. 143f.] entsprechend einer Absprache mit Dr. Heinrich Roos formuliert.